MAIGRIR
SELON
VOS HORMONES

Enfin du nouveau dans la minceur !

C'est naturel, c'est ma santé

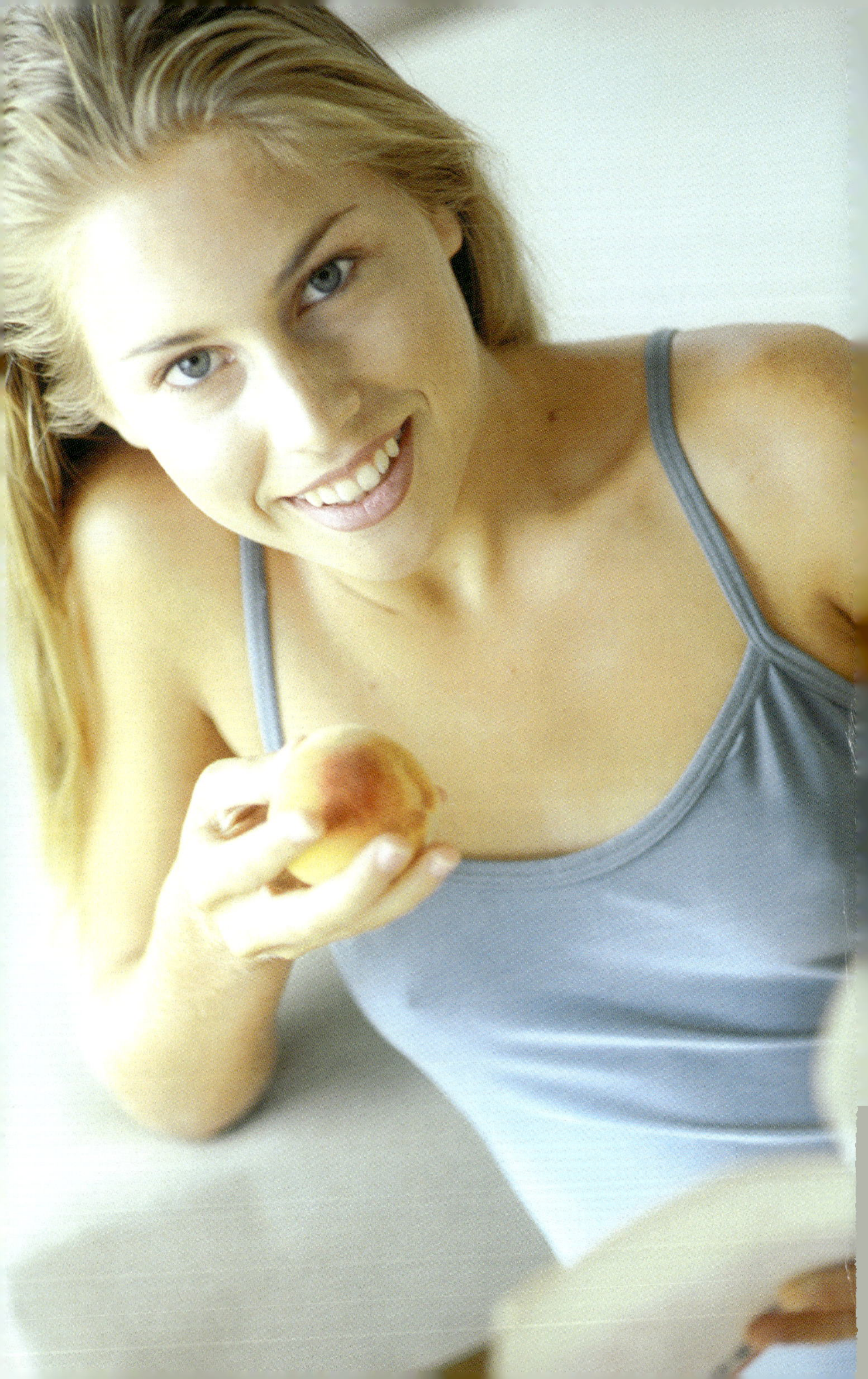

MAIGRIR SELON VOS HORMONES

Enfin du nouveau dans la minceur !

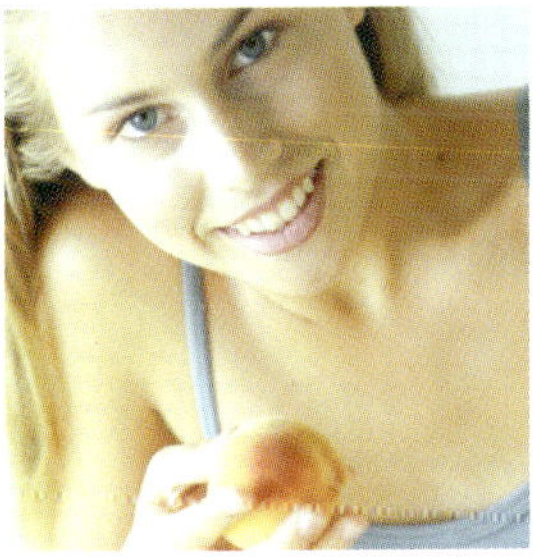

Laurence Chérel-Lemonnier
biologiste

Editions Alpen

Alpen Éditions
Pastor Center
7, rue du Gabian
98000 Monaco

Laurence Chérel-Lemonnier a commencé sa carrière comme biologiste. Elle est aussi archéologue, spécialisée en paléo-environnement.
Aujourd'hui, toujours poussée par son esprit curieux, elle s'intéresse à la nutrition et à travers ce livre nous fait part des toutes dernières découvertes dans ce domaine.

Crédits Photos :
Photo Disc, Photo Alto,
Goodshoot, Pixtal, Digital Vision,
John Fox, Image Source

Dépôt légal : 1er semestre 2006
ISBN : 2-914923-00-7
Imprimé en France 1er semestre 2006
par Clerc s.a.s. - 18200 Saint-Amand-Montrond

Introduction

La minceur... Titre alléchant, mais bon, vous avez déjà lu tous les articles des magazines, vous avez tout essayé et vous vous dites peut-être qu'un autre livre ne va pas vous changer la vie. Et pourtant...
Quand je dis que vous avez tout essayé, je parle de tous les régimes à la mode, surtout les plus bizarres. C'est curieux d'ailleurs de voir que plus le régime est bizarre, plus il nous tente. On se dit qu'il doit marcher puisqu'il est tellement spécial... Bref, vous avez successivement mangé seulement des fruits, seulement des féculents, seulement des protéines, peut-être même simplement du blanc d'œuf. Vous avez pesé tous vos aliments au gramme près, épluché les étiquettes, testé tous les produits allégés et bien sûr vous avez eu tellement faim, vous avez été si frustrée que vous avez craqué régulièrement.
Vous vous êtes aussi évertuée à sautiller dans une salle de sport sous l'œil goguenard de pousseurs de fonte nonchalants à la plastique impeccable. Vous avez sué, soufflé, boudinée dans votre équipement flambant neuf. Tout cela pour vous jeter ensuite sur la première barre de céréales.
Et rien n'a marché... Jusqu'à aujourd'hui. Car vous tenez entre les mains la solution à vos problèmes de poids. Ce livre est une synthèse des dernières découvertes en matière de nutrition, découvertes qui vont vous surprendre. La nutrition est un domaine en mutation

AVERTISSEMENT

Les informations contenues dans ce livre ne peuvent pas remplacer un avis autorisé. Avant toute automédication, consultez un médecin ou un pharmacien qualifié.

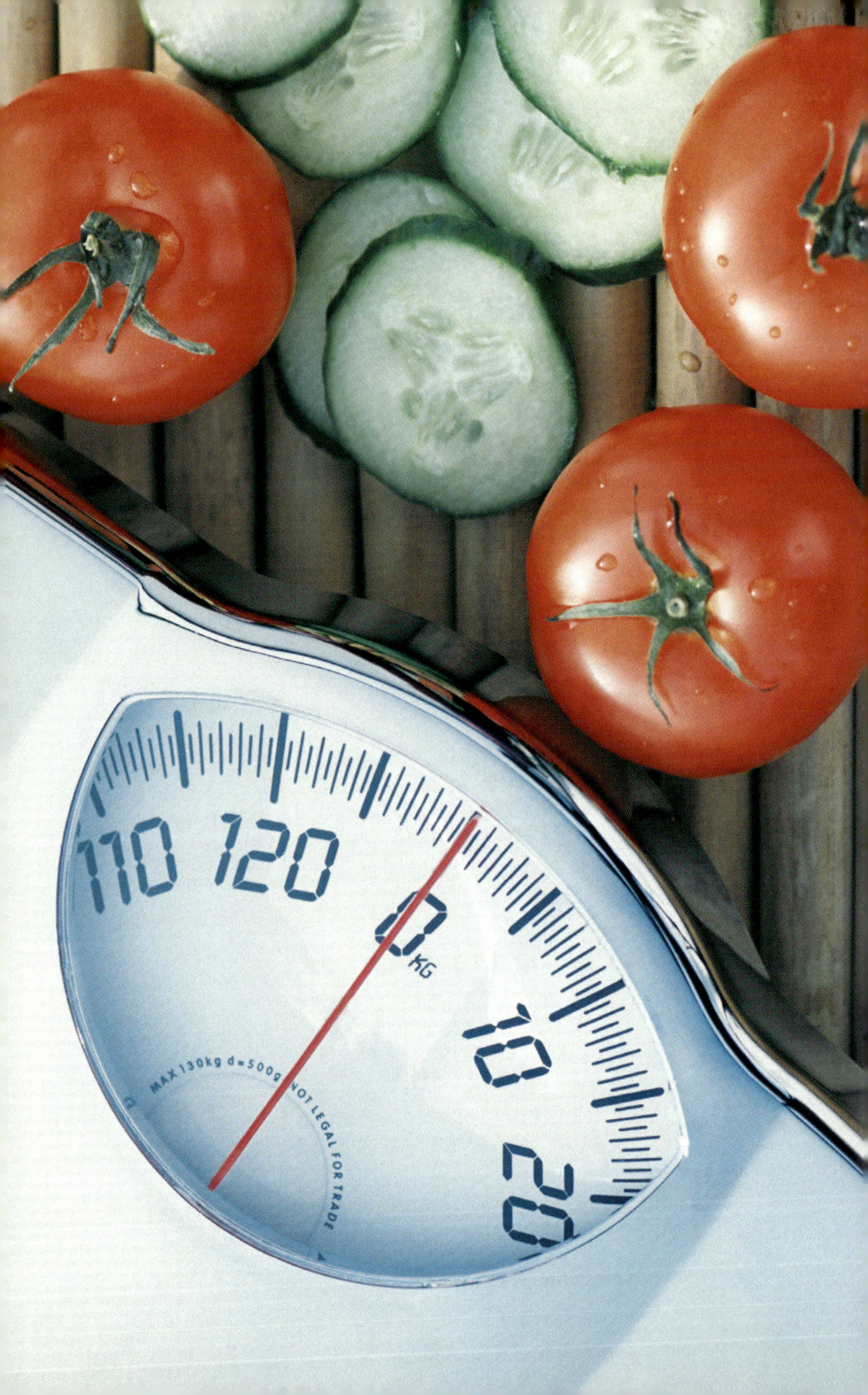
110 120
0 KG
10
20
MAX 130kg d=500g NOT LEGAL FOR TRADE

constante. Plus de 60 000 nouvelles études sortent tous les ans. Il est clair que tout le monde ne les lit pas. Et pourtant, parmi ces études, il y a des découvertes majeures, souvent dérangeantes, qui remettent en cause beaucoup de grands principes nutritionnels.
Saviez-vous par exemple que la plupart des régimes pourtant plébiscités par de nombreux médecins ne servent à rien ? Ils entraînent systématiquement une reprise du poids perdu ?
Saviez-vous aussi que les personnes qui suppriment totalement les graisses de leur alimentation ne maigrissent pas plus que les autres ?
Saviez-vous que les sucres lents ne sont pas forcément les bons amis que l'on dit. Que les aliments de plus en plus raffinés par les industriels sont de véritables cauchemars pour votre organisme et qu'ils expliquent en partie l'explosion de l'obésité ?
Ce ne sont que des exemples parmi tant d'autres.
Quand vous aurez terminé ces pages, non seulement vous comprendrez enfin pourquoi vous ne pouviez pas maigrir durablement en suivant les recommandations actuelles mais vous aurez surtout entre les mains les clefs de la minceur.
Mais avant de me suivre dans ce périple, je voudrais que vous oubliiez tout. Tout ce que vous avez pu lire, entendre ou voir sur le poids, les régimes, les aliments. Vous devez tout oublier et repartir à zéro...
Ce sera un voyage passionnant mais sans retour possible. Ensemble, nous allons réapprendre à manger, ré-apprivoiser ce corps si longtemps maltraité, pour vivre en restant mince et en bonne santé.

TABLE DES MATIÈRES

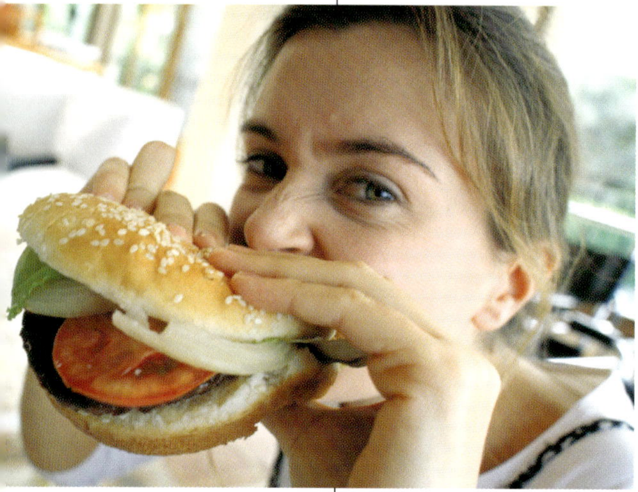

LE PARADOXE AMÉRICAIN

Rien n'illustre mieux le propos de ce livre que la situation que connaissent les États-Unis. 61 millions d'Américains y sont en surcharge pondérale et 36 millions sont obèses. Concrètement, un adulte sur deux aux États-Unis est trop gros. Saisissant, non ?

Mais après tout, n'est-ce pas évident ? Chacun sait que les Américains mangent n'importe quoi, n'importe quand et surtout des aliments bien gras. Pas si simple. Les Américains n'ont cessé depuis 30 ans de diminuer la part des graisses alimentaires et des calories dans leur alimentation. Et pourtant, ils n'ont jamais été aussi gros. Entre 1977 et 1987, le surpoids a augmenté de 31 % aux États-Unis alors que la consommation de graisses diminuait de 11 % et la ration calorique quotidienne de 4 %. Dans le même temps, le pourcentage de personnes consommant des aliments allégés en matière grasse est passé de 19 % en 1978 à 76 % en 1991.

Ce paradoxe américain montre bien que les réponses actuelles aux problèmes de poids, en particulier la diminution des graisses, ne sont pas efficaces.
Les quantités de graisses alimentaires et les rations caloriques journalières ont bien diminué entre les deux périodes étudiées. Dans le même temps, on observe une augmentation de 30 % de la fréquence du surpoids. Ces données contredisent l'hypothèse selon laquelle les excès de graisses sont seuls à l'origine du surpoids.

Moins de graisses mais pas moins gros

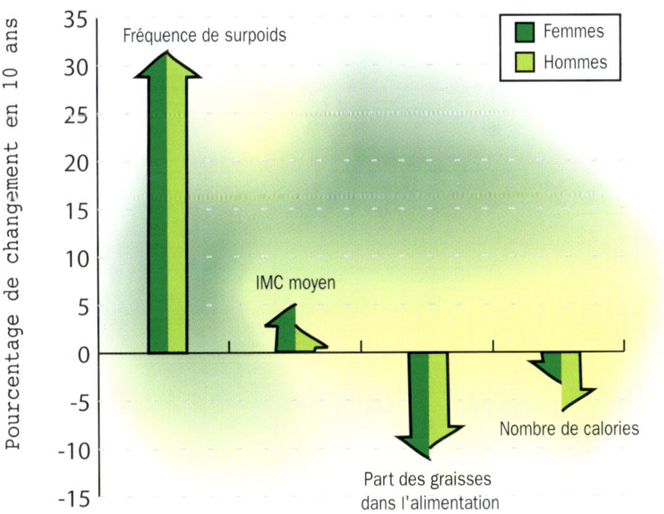

En dix ans, de la fin des années 1970 à la fin des années 1980, les Américains ont diminué leur consommation de calories et surtout leur consommation de graisses, et pourtant l'obésité a explosé.

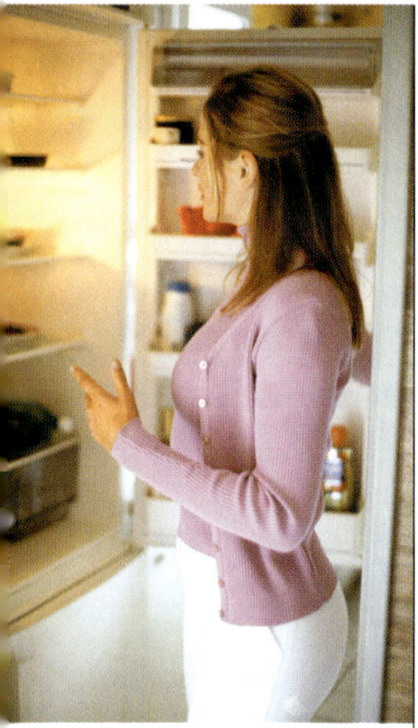

POURQUOI MAIGRIR ?

Une mauvaise raison de vouloir maigrir à tout prix

Dans son livre *Losing it*, l'Américaine Laura Fraser s'en prend à la dictature de la minceur. Celles qui se battent contre leur poids, dit-elle, ignorent que leur attitude prend ses racines dans une culture qui tente de contrôler leur taille pour mieux contrôler leur pouvoir. Laura Fraser a certainement raison de vouloir aider les femmes à s'émanciper de ces contraintes. Les médias nous renvoient l'image d'idéaux plastiques inaccessibles et éternellement jeunes, qui sont une source de frustrations chez la femme adulte et de maladies chez l'adolescente. Une bonne partie des femmes qui suivent un régime amaigrissant n'en ont d'ailleurs pas besoin. Voilà pour la mauvaise raison de maigrir.

Mais il existe malgré tout de très bonnes raisons de vouloir conserver son poids ou perdre des kilos en trop.

4 bonnes raisons de rester mince ou de perdre du poids

Voici les bénéfices que vous pouvez tirer d'un corps plus mince :

- **Des années en plus.**

Une enquête américaine auprès d'un groupe de centenaires n'a trouvé qu'un dénominateur commun à leur mode de vie passé : la frugalité. La piste est d'autant plus sérieuse que, dans la plupart des espèces animales, les individus qui sont soumis à un régime pauvre en calories voient leur espérance de vie augmenter de 30 à 40 %.

Certains chercheurs pensent même que notre espérance de vie a augmenté au XXe siècle parce que nous mangeons moins que nos aïeux. Au siècle dernier, ils consommaient facilement 3 500 calories (kcal) par jour pour faire face à une activité plus intense, alors qu'un Français moyen de sexe masculin se contente de 2 400 kcal.

• **Un cœur plus fort.**
L'excès de poids, même modeste, s'accompagne d'une tension et d'un cholestérol plus élevés, et bien sûr d'un risque cardiovasculaire plus important.

• **Moins de cancers.**
Une enquête britannique auprès d'un groupe d'enfants suivis pendant plus de six décennies a montré que ceux qui avaient, dès l'enfance, consommé le plus de calories étaient, à l'âge adulte, plus atteints par le cancer.

• **Plus de mobilité.**
Chez les femmes de plus de 60 ans, les problèmes articulaires sont multipliés par deux lorsque l'IMC est supérieur à 27 (*voir page suivante*).

Maigrir ? Une cure de jeunesse

- La mortalité toutes causes confondues diminue de 15 % chez celles et ceux qui perdent 9 kg en un an.
- La glycémie à jeun peut être divisée par deux.
- Le cholestérol peut baisser de 10 à 15 %.
- Les triglycérides chutent de 30 %.
- Le bon cholestérol peut s'élever de 8 %.

Qui doit maigrir ? À vos calculettes !

Comment savoir si vous avez réellement des kilos à perdre ?

Pour aborder le problème en toute objectivité, réfugions-nous lâchement derrière les chiffres standardisés, utilisés par les médecins. Le calcul le plus internationalement reconnu est celui de l'Indice de Masse Corporelle ou IMC, indice aussi appelé en anglais *Body Mass Index* (BMI). Il s'obtient en divisant votre poids par votre taille au carré.
IMC = Poids (kg)/Taille^2 (m)
Exemple au féminin : vous pesez 69 kilos pour 1,65 m. Votre IMC est de 25,3.

La graisse dangereuse

La graisse abdominale est une graisse profonde. Elle envahit toute la cavité abdominale et entoure les organes (graisse viscérale). On sait aujourd'hui qu'elle est un facteur de risque cardiovasculaire et de diabète. De plus, elle rend souvent problématiques les interventions chirurgicales.

À vos calculettes !

- Votre IMC est inférieur à 18,5 : attention vous êtes trop maigre !
- Votre IMC est compris entre 18,5 et 24,9 : votre poids est normal. Vous êtes mince.
- Votre IMC est compris entre 25 et 29,9 : vous êtes un peu enrobée et en surpoids.
- Votre IMC est compris entre 30 et 34,9 : obésité modérée. Ça y est, le mot est dit. Il faut vraiment perdre du poids.
- Votre IMC est compris entre 35 et 39,9 : obésité sévère et supérieur à 40 : obésité morbide. Vous devez absolument perdre du poids. Les risques pour votre santé sont trop importants.

$$\text{IMC} = \frac{\text{Poids (kg)}}{\text{Taille}^2\text{(m)}}$$

Si vous avez fait le calcul, vous savez maintenant où vous vous situez. Ces chiffres doivent être modulés en fonction

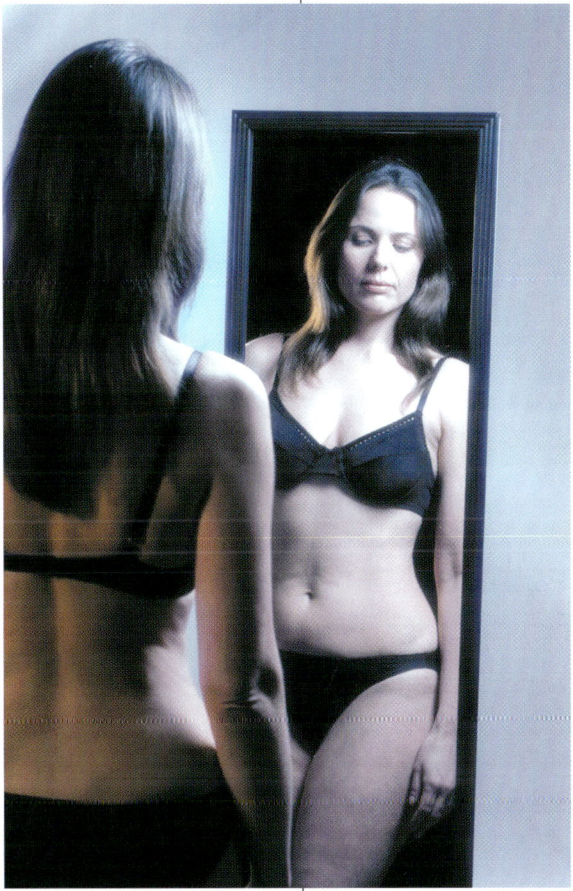

Le calcul de la masse corporelle ne renseigne pas sur la graisse abdominale.

de l'âge, étant entendu qu'il est normal de prendre un peu de poids en vieillissant. L'épaisseur de l'ossature et donc la carrure peuvent aussi entrer en jeu.
Le calcul de L'IMC a des limites. Il ne renseigne pas sur la quantité de graisse abdominale qui est de loin la plus dangereuse. Il faudrait donc l'associer à une simple mesure du tour de taille. C'est une technique bien peu coûteuse et très simple. A vos mètres rubans !
On parle d'obésité pour un tour de taille au-delà du mètre pour un homme et au-delà de 88 cm pour une femme.

Qui est trop gros ?

Selon l'enquête ObEpi/SOFFRES menée en 1997 auprès de 30 921 Français de plus de 15 ans, 37 % de la population française a un IMC supérieur à 25, et 3 à 3,5 millions d'adultes sont obèses. En terme d'évolution, les études montrent une tendance à la hausse surtout chez les femmes pour qui le pourcentage d'obèses est passé de 5,4 à 10,1 % entre 1980 et 1996 (6,7 à 8,6 % pour les hommes dans la même période).

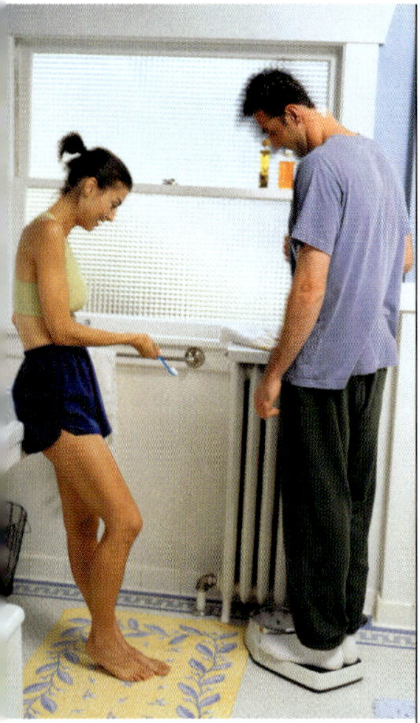

Les hommes commencent à prendre du poids bien avant les femmes.

Maigrir oui, mais de combien ?

C'est simple. L'IMC idéal est de 22,4 si vous êtes une femme, 22,2 si vous êtes un homme. Multipliez votre IMC idéal par votre taille au carré (en mètres) et vous obtiendrez votre poids idéal…

Dans l'exemple page précédente, la dame qui mesure 1,65 m devrait idéalement peser 60 à 61 kilos. Elle doit donc perdre 8 kilos pour être en pleine forme.

Âge	IMC idéal avec l'âge
19-25 ans	19-24
25-35 ans	20-25
35-44 ans	21-26
45-55 ans	22-27
55-64 ans	23-28
plus de 65 ans	24-29

D'une manière générale, les hommes attendent les injonctions de leur médecin pour mincir tandis que les femmes, plus soucieuses de leur silhouette, prennent les devants.

Hommes-femmes, tous égaux ?

Eh bien non. Les hommes commencent généralement à prendre du poids à partir de trente ans. Ils grossissent de manière régulière jusqu'à l'âge de cinquante ans environ où leur poids semble se stabiliser. La prise de poids est insidieuse car l'homme s'habitue progressivement à son image et ne se voit pas réellement grossir.

Les femmes, elles, sont plutôt épargnées dans la première moitié de leur vie mais les choses se gâtent à la ménopause en raison des bouleversements hormonaux. La prise de poids est alors rapide et rejoint en peu de temps celle des hommes. Ajoutée au cortège de désagréments de la ménopause, la prise de poids est souvent mal vécue et accentue la tendance dépressive de beaucoup de femmes à cette période.

Le poids des ans

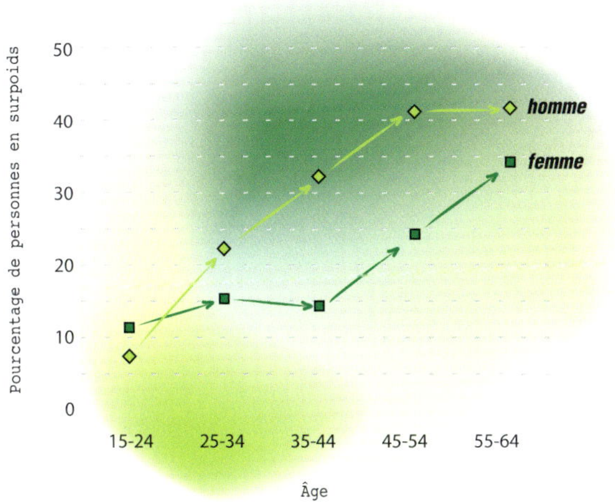

L'âge n'arrange rien à la silhouette : à l'approche de la cinquantaine près d'une personne sur deux est en surpoids.

Le tissu graisseux est différemment réparti selon le sexe et l'âge

Chez les enfants, le tissu graisseux est distribué sur tout le corps de manière homogène quel que soit le sexe. Après la puberté, les hormones s'en mêlent. Selon le sexe, la graisse s'accumule préférentiellement dans certaines zones du corps. Chez vous, Messieurs, les adipocytes viennent se nicher au niveau du ventre et le tissu graisseux forme la fameuse « brioche ». Cette graisse dite « profonde » est la plus dangereuse. Chez vous, Mesdames, le tissu graisseux se développe dans une zone comprise entre les genoux et le nombril et donne naissance à la culotte de cheval peu esthétique. Si cela peut vous consoler, sachez que la culotte de cheval constituerait les réserves nécessaires au bon développement d'un fœtus dans des conditions difficiles.

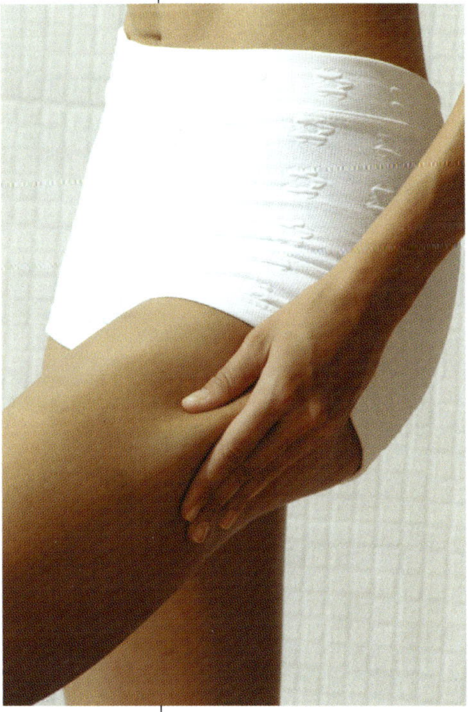

Mince, oui, mais pas à n'importe quel prix

Comment mincir ? Et surtout, comment rester mince ? Les best-sellers de la minceur promettent aux Françaises selon l'année de *Maigrir en dormant* ou de *Mincir par la chrono-diététique*. Les méthodes les plus surprenantes trouvent le chemin des librairies, des magazines et parfois des salles de consultation.

Petite histoire des régimes

C'est au tournant du siècle dernier qu'ont pris forme les canons modernes de l'idéal féminin : mince et élancé. Dans leur sillage avançaient les premiers gourous. Le plus célèbre d'entre eux, Horace Fletcher, dit « Le Grand Masticateur. » Parce qu'il s'était vu refuser une police d'assurance en raison de son poids respectable (100 kilos pour 1,65 m), Fletcher entreprit de maigrir par une méthode révolutionnaire, consistant à mâcher chaque bouchée de nourriture jusqu'à la réduire à l'état de liquide. Dans son best-seller de 1909, *L'AB-Z de notre nutrition*, il expliquait comment compter les mouvements des mâchoires et peser ses excréments pour s'assurer que la digestion était parfaite.

Pour maigrir, Horace Fletcher conseillait de mâcher chaque bouchée plus de 100 fois

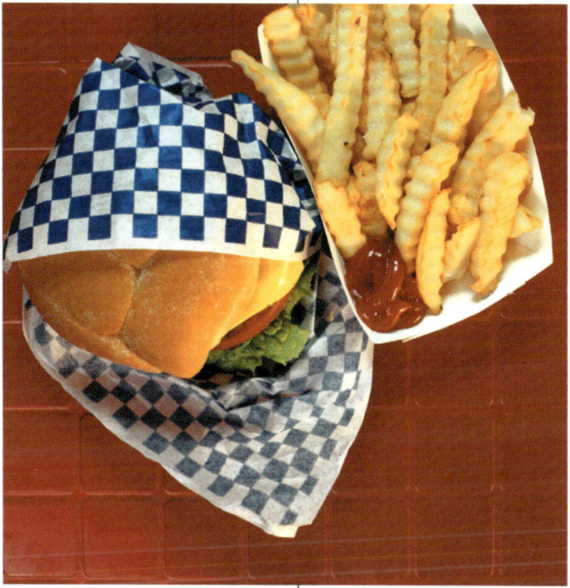

Les premiers régimes amaigrissants sont nés aux États-Unis.

Le fletchérisme devint rapidement une manière de vivre. Dans les dîners mondains, les gens étaient si occupés à mastiquer, qu'il n'y avait quasiment plus de place pour la conversation. Le fletchérisme disparut en 1917 sous les deux millions d'exemplaires du livre du Dr Lulu Peters, *Alimentation et santé* : le rôle clé des calories qui s'inspirait des travaux pionniers sur la valeur énergétique des aliments. « Au lieu de dire une tranche de pain ou un morceau de tarte, conseillait Peters, dites plutôt 100 calories de pain, 350 calories de tarte. » Le nouveau régime débutait par un jeûne évoluant vers un régime à 1 200 calories (kcal) par jour

Pendant plus de 40 ans, les calories allaient régner sans partage. Mais en 1961 le Dr Herman Taller les piétina allègrement avec un énorme best-seller, *Les calories ne comptent pas*. Il y faisait la promotion d'un régime riche en protéines et en graisses, pauvre en glucides (sucres). « En mangeant des graisses, écrivait-il curieusement, vous stimulez votre système brûleur de graisses. »

Le temps des gourous

La révolution du Dr Robert Atkins

L'extrême popularité des méthodes de Taller fut une inspiration pour cet autre gourou. Le 10 septembre 1972, le Dr Robert Atkins fit pleuvoir sur les librairies américaines sa *Révolution diététique*, livre dans lequel il promettait à ses lectrices de perdre « 15, 20, 50 kilos ou plus tout en consommant 2 000 à 3 000 calories ou plus par jour (...) en se régalant de bacon, mayonnaise, sauce ou beurre. » Le régime Atkins laissa une telle impression sur les habitudes alimentaires des Américaines que le Sénat jugea nécessaire de convoquer son auteur devant une commission composée de membres de l'Association des médecins américains (AMA). Ceux-ci qualifièrent la méthode de « bizarre, non scientifique et potentiellement dangereuse. »

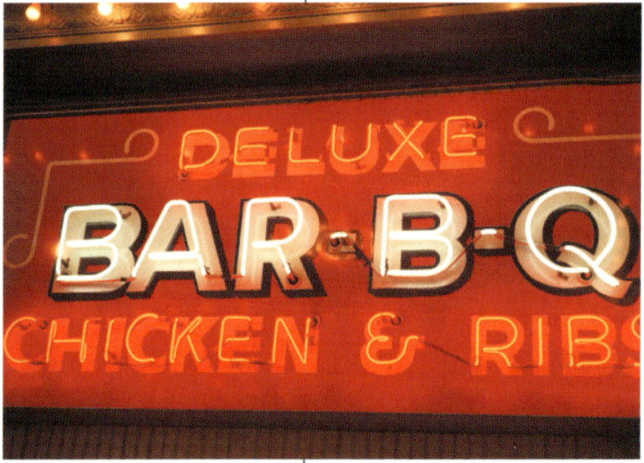

Selon un sondage, la moitié des femmes interrogées préféreraient être écrasées par un camion que gagner 60 kilos

Le régime de Beverly Hills

Autant dire que l'AMA eut probablement le haut le cœur en découvrant, quelques années plus tard le Régime de Beverly Hills dû à l'imagination fertile de Judy Mazel. Adopté par l'actrice de Dallas Linda Gray, le nouveau régime consistait à confier à des enzymes ses kilos superflus. Où trouver de tels enzymes ? Dans les fruits tropicaux. C'est ainsi qu'il faut, le premier jour du régime, manger des ananas le matin et des bananes au coucher. Les deuxième et troisième jour, des papayes exclusivement. Et le quatrième jour des pastèques. Ce qui appela ce commentaire de deux chercheurs américains : « Avec le régime de Beverly Hills, c'est la première fois qu'un trouble du comportement alimentaire -l'anorexie- est promu comme traitement de l'obésité. »

Depuis, les gourous se sont assagis, à moins que la créativité ne soit plus ce qu'elle était. Mais ils n'ont guère de souci à se faire. Selon un sondage de 1994, la moitié des femmes interrogées préféreraient être écrasées par un camion que gagner 60 kilos.

POURQUOI LES RECOMMANDATIONS ACTUELLES NE MARCHENT PAS

Dans neuf cas sur dix, les femmes qui suivent un régime regagnent tous les kilos perdus en moins de trois ans. Pourquoi ? Parce que les recommandations actuelles reposent sur des mythes qui, comme tous les mythes, ont la peau dure.

MYTHE n°1 Les régimes basses calories font maigrir

À la reprise d'une alimentation normale, l'organisme s'empresse de reconstituer ses réserves

Notre organisme a besoin d'énergie comme une voiture a besoin de carburant.

A quoi sert cette énergie ?

- à la digestion : nous brûlons de l'énergie pour pouvoir en stocker ;
- au métabolisme de base : c'est-à-dire au maintien de nos fonctions vitales (respiration, maintien de la température corporelle, flux sanguins, reconstruction des tissus mais aussi contraction musculaire involontaire). Plus nous avons de muscles, plus nous dépensons d'énergie, même au repos ;

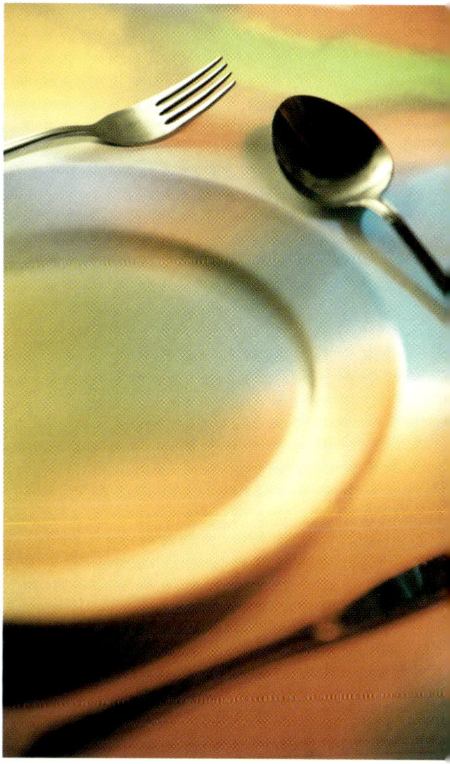

• à l'activité physique : plus on est actif, plus on dépense d'énergie. Les personnes nerveuses qui multiplient les gestes brûlent plus de calories que les lymphatiques qui remuent peu.
Le premier conseil que l'on donne à celles qui veulent mincir, c'est de manger beaucoup moins, afin d'amener l'organisme à puiser dans ses réserves. C'est le principe des régimes basses calories (1200 calories/jour) ou très basses calories (800 calories/jour).

L'organisme accueille un régime hypocalorique comme une période de famine. Dans un premier temps, le poids chute car le corps puise dans ses réserves. Après quelques semaines, il se stabilise car l'organisme s'est adapté à la brusque disette en réduisant ses dépenses d'énergie. Mais il doit tout de même faire face à quelques dépenses incompressibles. Où trouver cette énergie ? Tout simplement dans ses propres tissus. C'est ainsi qu'il en vient à détruire ses propres protéines musculaires et osseuses. Bilan : on perd un peu de graisses et beaucoup de muscles et de tissu osseux.

À la reprise d'une alimentation normale, l'organisme s'empresse de reconstituer ses réserves. Il réadapte très lentement son métabolisme de base à cet apport. Les aliments consommés sont donc stockés sans être brûlés. La prise de poids est inévitable. Une étude récente vient d'ailleurs de conclure qu'entre 30 et 54 ans, **les femmes qui suivent des régimes amaigrissants de manière chronique ont un risque élevé de gagner plus de 10 kilos au cours des 6 à 15 années qui suivent.**

MYTHE n°2

Pour maigrir, il faut diminuer les graisses alimentaires

Avec 9 calories (kcal) par gramme, les graisses sont bourrées d'énergie. D'où l'idée répandue que l'on peut maigrir simplement en éliminant les corps gras de son alimentation. D'ailleurs les études sur les obèses ne montrent-elles pas que l'on perd immédiatement 2 à 3 kilos lorsque l'on réduit les graisses ? Et pourtant, lisez ce qui suit.

La plus grande étude sur les relations entre consommation de corps gras et poids corporel a été menée aux États-Unis au milieu des années 1990. Dans cette étude, les volontaires se sont vu proposer de suivre pendant un an 4 régimes alimentaires qui différaient par leur teneur en graisses. À l'issue de l'étude, le groupe qui avait consommé le plus de graisses n'avait pas pris un gramme de plus que celui qui avait suivi une alimentation pauvre en graisses.

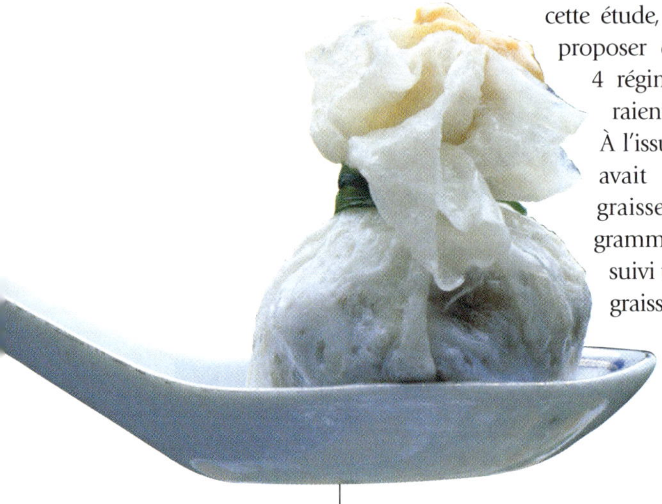

Moins de graisses, mais pas moins de poids

Ce qui fait la valeur de cette étude, c'est sa durée. La plupart des études montrant que l'on maigrit en mangeant peu de graisses n'ont pas dépassé quelques mois. Lorsqu'on ne retient que les études de plus d'un an, on s'aperçoit que les régimes pauvres en graisses sont sans effet sur le poids corporel. Ou même qu'ils s'accompagnent d'un gain de poids ! Raison probable : l'organisme s'adapte à cette privation d'une manière encore mal comprise, et il le fait après plusieurs mois. Des études récentes conduites en Chine le confirment d'ailleurs : lorsqu'on supprime brutalement les corps gras alimentaires, l'indice de masse corporelle n'enregistre en moyenne qu'une baisse de... 0,03 points ! Bref, c'est beaucoup d'efforts pour rien. D'autant que nous avons besoin de graisses...

Lorsqu'on ne retient que les études de plus d'un an, on s'aperçoit que les régimes pauvres en graisses sont sans effet sur le poids corporel

Malheureusement, la France semble s'engager comme les États-Unis dans le rejet des matières grasses, comme le montre l'enquête INCA sur les consommations alimentaires des Français en 1999. La peur du gras est particulièrement sensible chez les personnes âgées. Et comme les États-Unis, la France voit maintenant poindre une épidémie d'obésité...

Pourquoi il ne faut pas éliminer les graisees

La diabolisation des graisses est dans certaines familles telle, que les enfants n'en consomment jamais. Paradoxalement, ces enfants ne sont pas plus minces que les autres.

Ces régimes restrictifs créent une multitude de déficits. Ainsi, une étude récente a trouvé que les enfants qui les suivent sont souvent carencés en nutriments essentiels à la santé et à la croissance comme le zinc et la vitamine E. Ceci est également observé chez les adultes qui limitent leur consommation de graisses de manière excessive.

Mais les déficits les plus courants concernent les acides gras essentiels, que l'on trouve dans les végétaux et les huiles végétales. Essentiels, cela signifie que nous avons besoin de ces corps gras pour une multitude d'usages : fonctions respiratoire, cardiovasculaire, immunitaire, équilibre émotionnel. S'ils viennent à manquer, c'est tout l'équilibre de la santé qui est compromis.

Les graisses saturées que l'on trouve dans les aliments d'origine animale (viande persillée, agneau, charcuteries de type rillettes, laitages) doivent être consommées avec modération : elles peuvent en effet augmenter les taux de cholestérol et de triglycérides qui n'améliorent pas la santé cardiovasculaire. En revanche, il faut continuer de consommer des acides gras essentiels.

Des graisses essentielles

Les corps gras sont classés selon les acides gras qu'ils contiennent. Deux acides gras seulement sont « essentiels » : l'organisme ne sachant pas les fabriquer, ils doivent, comme des vitamines, impérativement être apportés par l'alimentation. Ce sont les acide linoléique et alpha-linolénique.

Acides gras essentiels	Où les trouver ?
Acide linoléique	Huile et margarine de tournesol, huile de maïs, de pépins de raisin
Acide alpha-linolénique	Huile et margarine de colza, huiles de soja, noix, lin

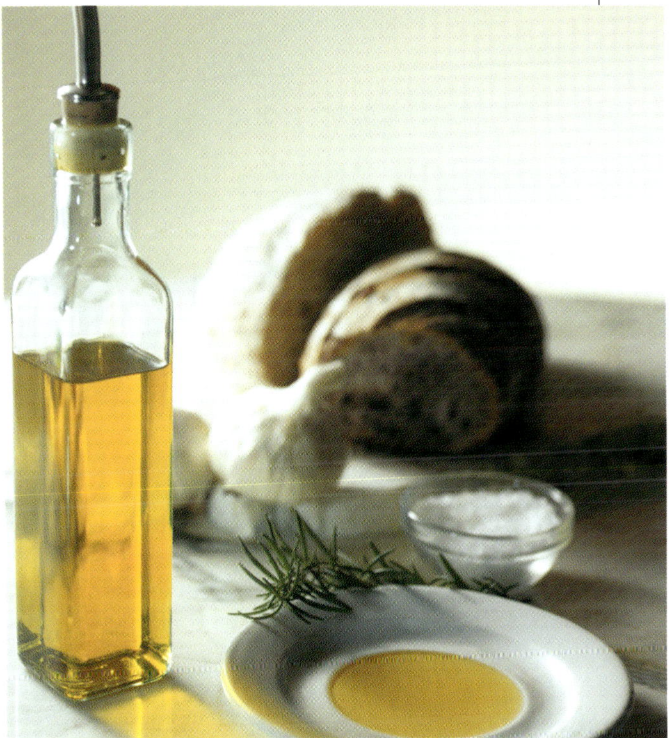

Des aliments allégés qui font grossir

Les aliments allégés ont fleuri au milieu des années 1980, capitalisant sur l'idée que les graisses font forcément grossir. Mais par quoi les industriels ont-ils remplacé les graisses dans ces aliments ? Le plus souvent par des agents de texture, des amidons modifiés, bref des sucres. Les amidons modifiés provoquent une brusque montée de glucose dans le sang.
Une partie est stockée rapidement sous forme de graisses. Dans le même temps, le cerveau est submergé de noradrénaline, un messager chimique associé au glucose, qui commande à l'organisme de manger rapidement. Bilan : en consommant des produits allégés, vous fabriquez de la graisse et vous êtes moins rassasiée. Méfions-nous donc des produits allégés.
Si aucun ajout de quoi que ce soit n'apparaît sur l'étiquette comme c'est le cas pour le fromage blanc 0 % (lait écrémé, ferments lactiques), alors on peut en consommer sans problèmes.
En revanche, éliminez de votre liste de courses tous les aliments allégés auxquels des glucides ont été ajoutés.

MYTHE n°3

Les bons sucres sont les sucres lents

Pendant longtemps, les médecins ont réparti les sucres (ou glucides) en deux catégories : les rapides et les lents.

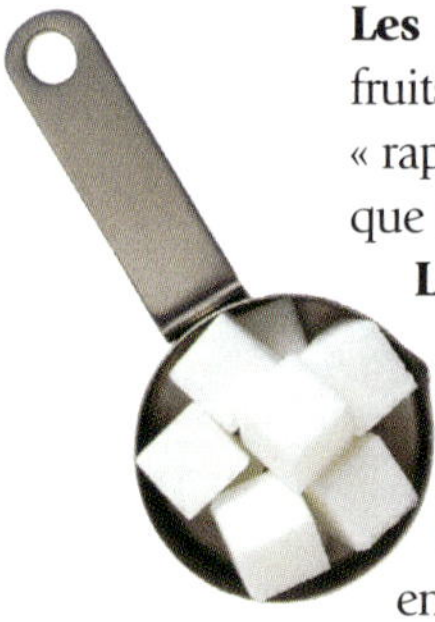

Les sucres simples comme le glucose (fruits), le fructose (miel, fruits), le lactose (lait), le sucre blanc ou saccharose étaient dits « rapides » parce qu'ils ne comportent qu'une ou deux molécules et que l'on considérait que le corps les absorbe sans effort.

Les sucres complexes, comme l'amidon des pommes de terre ou des céréales sont différents. Imaginez une chaîne d'amidon comme un très long collier de perles. Chaque perle est une molécule de glucose et il y en a des milliers. Pour les digérer et les libérer dans le sang, il faut, disait la théorie, mobiliser des enzymes spécialisés pour les ingurgiter, d'où le qualificatif de « sucres lents ».

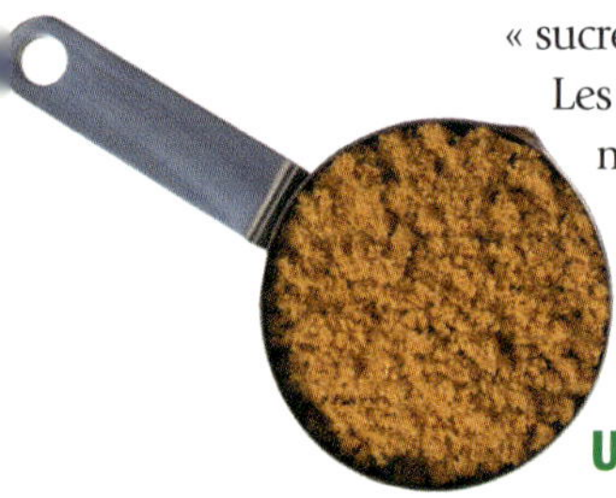

Les sucres dits lents étaient vus favorablement par la communauté médicale, d'où la place importante des féculents dans les recommandations alimentaires actuelles.

Cette distinction est bien pratique mais elle ne repose en réalité sur rien et ne devrait plus être employée.

Une nouvelle notion : l'index glycémique

L'une des particularités des sucres alimentaires, est bien sûr de procurer du précieux glucose à l'organisme. Cette fourniture peut se faire de manière douce ou brutale, selon le type de sucre alimentaire. Certains aliments entraînent une élévation massive et brutale du sucre sanguin, d'autres libèrent leur glucose lentement. Pour rendre compte de ces capacités, David Jenkins, un chercheur canadien a, en 1981, proposé que

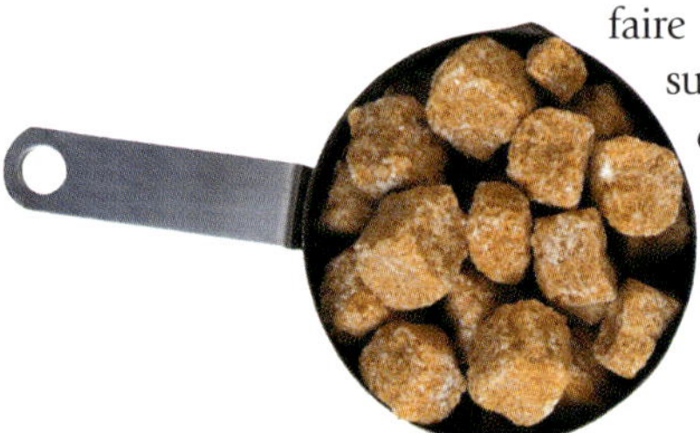

les aliments soient classés selon leur « index glycémique » ou IG. L'IG d'un aliment nous dit à quel taux nous absorbons son glucose trente minutes après un repas.
Le classement des aliments en fonction de leur IG ne se superpose plus à la vieille distinction entre sucres rapides et sucres lents. On voit par exemple que les céréales du petit déjeuner de type corn flakes, la baguette ou les pommes de terre ont un IG très élevé, alors que ces aliments sont associés à une image d'aliments-santé et restent recommandés par un grand nombre de nutritionnistes qui en sont restés à la vieille notion de sucres lents.

Aliments à IG élevé (base : glucose 100)		Aliments à IG bas	
Glucose	100	Pain complet	50
Pommes de terre au four	95	Riz complet	50
Pain de mie	95	Petits pois	50
Purée de pommes de terre	90	Céréales complètes natures	50
Miel	90	Flocons d'avoine	40
Carottes	85	Jus de fruits frais sans sucre	40
Corn flakes, pop corn	85	Pain de seigle complet	40
Sucre (saccharose)	75	Pâtes complètes	40
Pain blanc	70	Haricots rouges	40
Céréales rafinées sucrées	70	Pois secs	35
Barres chocolatées	70	Pain intégral	35
Pommes de terre bouillies	70	Laitages	35
Biscuits	70	Haricots secs	30
Maïs	70	Lentilles	30
Riz blanc	70	Pois chiche	30
Pain bis	65	Pâtes intégrales	30
Betterave	65	Fruits frais	30
Banane	60	Marmelade de fruits nature	25
Confiture	55	Chocolat noir (> 60 % de cacao)	22
Pâtes	55	Fructose	20
		Soja	15
		Légumes verts, tomate, citron, champignons	15

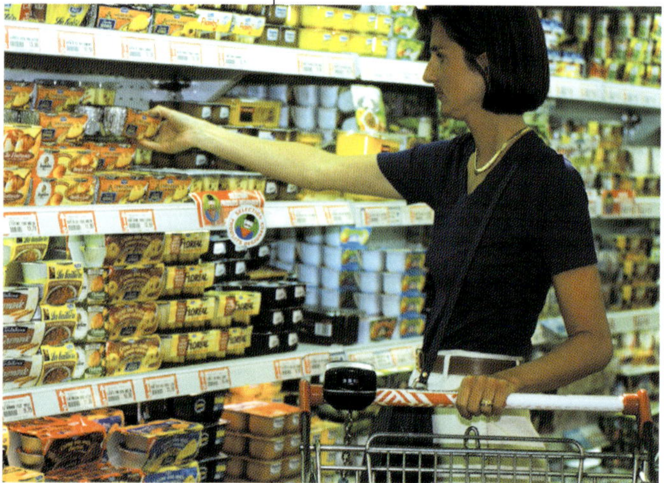

Plus un aliment est transformé, plus il risque d'être néfaste au contrôle de votre poids.

Des aliments de plus en plus raffinés

Le problème vient surtout des pratiques industrielles et culinaires qui transforment les aliments. Ainsi l'industrie agroalimentaire nous propose :

- des farines de plus en plus blanches et fluides,
- des préparations prêtes à l'emploi,
- des purées déshydratées
- du riz blanc à cuisson rapide...

On vous fait par exemple miroiter que certaines céréales du petit déjeuner sont bonnes parce qu'elles sont complètes. En fait, avant d'arriver sous forme de pétales soufflés dans votre bol, les graines sont écrasées, chauffées, pulvérisées, tellement transformées que le résultat n'a plus grand-chose de commun avec la matière première de départ. Pour peu que du sucre ait été ajouté, les céréales qui soi disant font maigrir sont de véritables bombes de glucose.

La transformation des glucides augmente leur digestibilité de plusieurs manières

• **Raffinage** : les grains sont broyés. Comme les enveloppes contenant l'amidon sont éliminées, les molécules de glucose sont plus accessibles et le travail des enzymes digestives se trouve facilité. La digestion se fait alors de la même façon que pour un sucre rapide sauf qu'une chaîne d'amidon est constituée de millions de molécules de glucose.

• **Manipulation du contenu en amidon** : les pommes de terre que vous achetez aujourd'hui ne ressemblent pas à celles que l'on mangeait il y a quarante ans. Elles contiennent plus d'amidon, une modification obtenue par sélection génétique à la demande des transformateurs. Pour cela, on introduit une enzyme d'origine bactérienne dans les tubercules qui « booste » le contenu en amidon. Et plus d'amidon, c'est moins de fibres et donc souvent un IG plus élevé.

• **Manipulation du type d'amidon**. L'amidon peut se présenter sous deux formes : amylose et amylopectine. L'amylose est une simple chaîne de molécules de glucose, et donne généralement un IG bas. L'amylopectine se présente comme une chaîne plus complexe, avec des branches qui permettent aux enzymes digestives d'attaquer le glucose de plusieurs côtés à la fois. Elle donne généralement des IG élevés. Normalement, l'amylose représente 20 à 30 % de l'amidon des aliments. Mais de nombreuses céréales sont sélectionnées génétiquement pour que leur contenu en amylose soit bas (jusqu'à moins de 5 %), et celui en amylopectine élevé. C'est le cas de certains riz, notamment ceux qui servent à la cuisson rapide.

• **Cuisson**. La cuisson fissure la plante ou la rend poreuse, ce qui facilite le travail des enzymes. De nombreux riz du commerce sont ainsi précuits à l'air chaud avant d'être présentés à la vente. Ils ont un IG plus élevé.

• **Extrusion**. C'est ainsi que sont fabriqués les corn flakes. La farine de maïs est introduite dans un récipient chauffant dans lequel tourne une vis. Le récipient est équipé d'orifices par lesquels on peut introduire des colorants, des arômes. À la sortie, la pression est très élevée et la pâte obtenue peut-être façonnée selon la forme désirée.

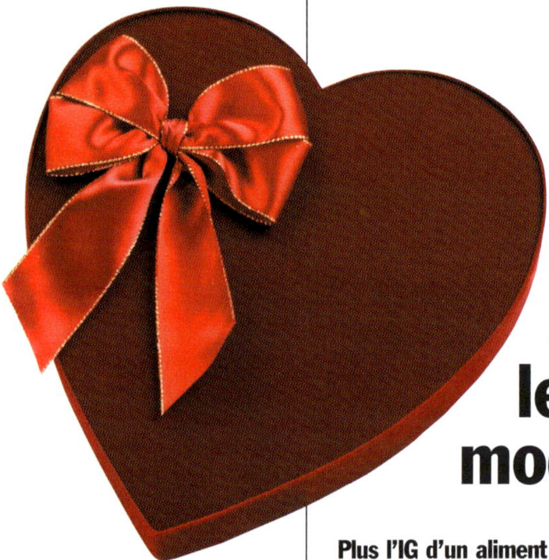

Le corps aime le sucre, mais modérément

Plus l'IG d'un aliment est élevé, plus la libération de glucose est massive et concentrée, ce qui n'est pas souhaitable. Et voici pourquoi.

Pendant des millions d'années, nos ancêtres n'ont rencontré que des aliments à IG bas : racines, tubercules, plantes, fruits avec leur écorce ou leur peau. L'organisme s'est adapté en conséquence. Il est donc très mal équipé pour avaler des aliments à IG élevé, qui sont pour la plupart des aliments « modernes .»

Pour gérer l'afflux de glucose, le corps doit mobiliser des quantités importantes d'insuline, une hormone sécrétée par le pancréas, qui incite les cellules à capter le glucose sanguin en excédent. Quand les pics de glucose sont trop fréquents et trop importants, les cellules finissent par ignorer les injonctions de l'hormone. On dit qu'elles deviennent résistantes à l'insuline. Un peu trop de glucose stagne alors en permanence dans le sang. Le pancréas, lui, tente de sécréter de plus en plus d'insuline pour vaincre la résistance des cellules et finit par s'épuiser. Une telle situation peut conduire au diabète de l'adulte. Elle entraîne aussi une élévation des triglycérides, un épaississement des parois des vaisseaux, qui peut conduire à un accident cardiovasculaire. Et bien sûr, elle fait grossir.

Comment calcule-t-on l'index glycémique d'un aliment ?

Pour calculer l'index glycémique d'un aliment, on fait manger cinquante grammes de cet aliment à des volontaires. On mesure ensuite le glucose sanguin toutes les trente minutes pendant trois heures. Le glucose augmente puis diminue progressivement dans le sang au fur et à mesure de son absorption et de son utilisation. On obtient donc une courbe de glucose qui passe par un pic avant de redescendre au niveau normal. L'aire sous la courbe est comparée à l'aire qui correspond à l'ingestion d'un aliment de référence, glucose pur ou pain blanc.

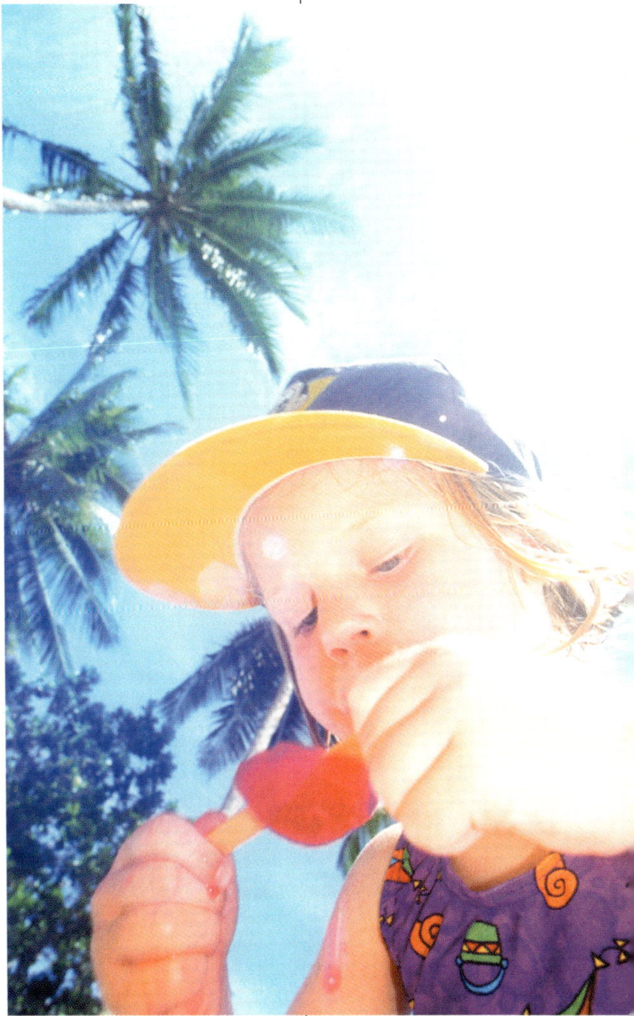

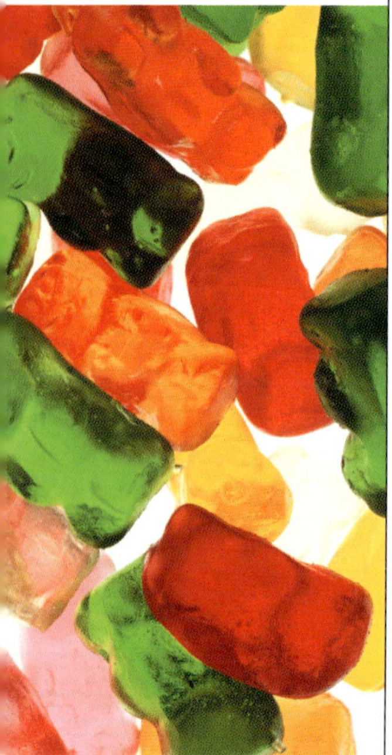

Les sucres qui font grossir

Les aliments à IG élevé ont vraisemblablement un effet sur la prise de poids. « Les Américains n'ont cessé de diminuer la part des graisses dans leur alimentation, mais l'obésité n'a fait qu'augmenter, probablement parce qu'ils ont remplacé les graisses par ces glucides modernes, » analyse le Dr Michael Zermel (université du Tennessee, Knoxville). Et il ajoute : « Nous pensons qu'il est plus facile de contrôler son poids avec des glucides à IG faible qu'à IG élevé. »

Le Dr David Ludwig, un chercheur de l'Hôpital pour enfants de Boston (Massachusetts) a montré qu'après un repas dont l'index glycémique (IG) est élevé, les obèses consomment 81 % de calories de plus qu'après un repas préparé avec des aliments de faible IG. « L'absorption rapide du glucose, dit-il, entraîne une montée de la noradrénaline, qui incite à se réalimenter. » Dans une étude publiée en septembre, il a fait maigrir des enfants obèses en modifiant simplement l'index glycémique de leur régime alimentaire.

« L'absorption rapide du glucose entraîne une montée de la noradrénaline, qui incite à se réalimenter. »

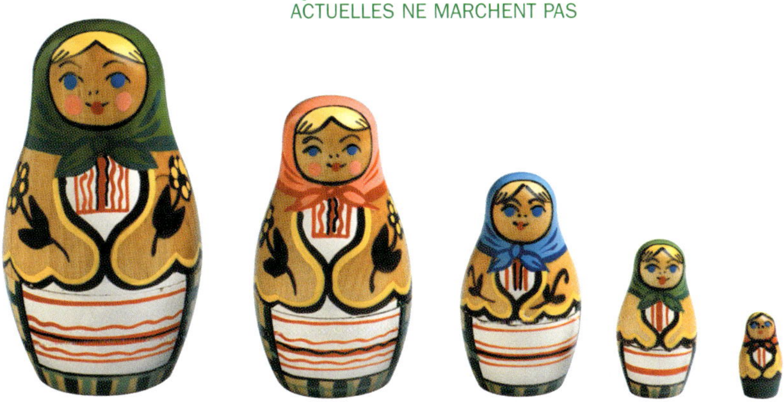

MYTHE n°4

On peut maigrir à tout âge en modifiant son alimentation

Les régimes popularisés par la presse magazine, qui vous faisaient autrefois perdre en quelques jours deux ou trois kilos, ne marchent plus sur vous. Sont-ils moins efficaces ?

Non, c'est vous qui avez changé. Et notamment vos hormones.
Les hormones ont différentes fonctions dans l'organisme. En particulier, elles favorisent les dépenses énergétiques en stimulant le métabolisme général, en brûlant les graisses. Elles participent donc au contrôle de votre poids. À partir de 25 ans déjà, le taux de certaines hormones commence à décroître surtout chez les hommes, qui, d'ailleurs commencent à grossir dès la trentaine. Cette baisse hormonale entraîne un ralentissement du métabolisme et une prise de poids sur laquelle les régimes ont peu d'effet. De nombreuses femmes de plus de cinquante ans s'évertuent pourtant à suivre des régimes, alors que c'est bien le niveau de leurs hormones qui pose problème et que la première chose à faire est de pratiquer une analyse biologique. Parmi les hormones à surveiller :

Mauvais fonctionnement de la thyroïde = prise de poids

Surveiller la thyroïde

La thyroïde joue un rôle majeur dans la régulation du métabolisme. Lorsqu'elle fonctionne mal, la prise de poids est inéluctable.

L'hormone de croissance ou GH et votre poids

La sécrétion (par l'hypophyse) de l'hormone de croissance est maximale vers 13-14 ans puis elle diminue avec l'âge. À 65 ans, vous avez deux fois moins d'hormone de croissance qu'à 30 ans. Comme son nom l'indique, l'hormone de croissance intervient dans la croissance des os et des cartilages, mais ce n'est pas tout.

Quand les hormones naturelles baissent, le poids augmente.

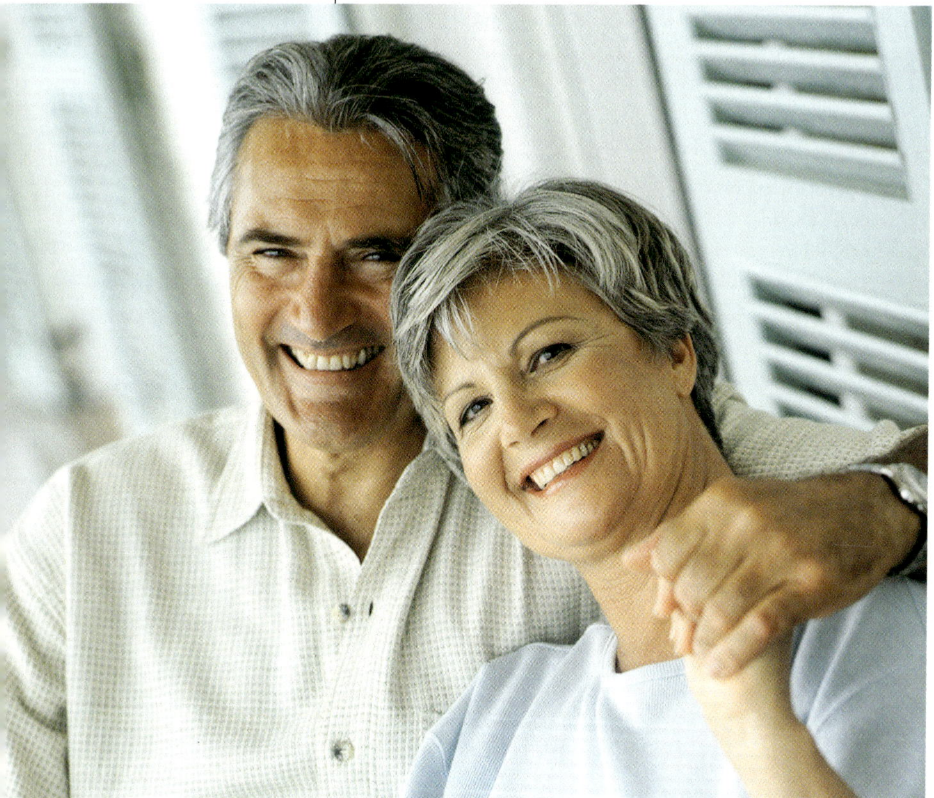

L'hormone de croissance est, elle aussi, directement impliquée dans le contrôle du poids. Elle aide à brûler les graisses de réserve et favorise la croissance des muscles. Une diminution de son taux entraîne donc une fonte musculaire. La masse maigre (le muscle) est progressivement remplacée par de la graisse. Il est fort probable que l'évolution de la GH avec l'âge explique à elle seule pourquoi l'on est à 65 ans moins musclé et plus gras qu'à 20...

La testostérone brûle les graisses

Hormone sexuelle masculine, présente aussi chez la femme mais à un taux plus bas, la testostérone décline à partir de la quarantaine. À 80 ans, un homme a vu son taux de testostérone chuter de 60 %. La testostérone favorise le développement des muscles, même en l'absence d'exercice. Quand le taux de testostérone diminue, la masse maigre est progressivement remplacée par la masse grasse et l'homme comme la femme se mettent à grossir. Comme pour la GH, la testostérone est assez sensible à la pratique de l'exercice physique.

Œstrogènes et progestérone : à l'étude

Ces deux hormones chutent fortement et cette chute précipite l'apparition de la ménopause. Il existe peu d'études pour évaluer les effets d'un remplacement hormonal sur la silhouette. Dans une étude portant sur 671 femmes âgées de 65 à 94 ans, celles qui prenaient des hormones étaient plus minces que celles qui n'en prenaient pas. Cependant, la prise de ces médicaments est associée à un risque accru de cancers du sein et de l'ovaire.

MYTHE n°5

Je grossis parce que je n'ai pas les bons gènes

Ah, les gènes qui expliquent tout... Grâce à eux, combien de chercheurs ont pu briller sous les feux de la rampe ! Combien de sociétés de biotechnologie ont pu boucler leur tour de table !

La quête du gène de l'obésité a véritablement commencé après les travaux de l'Américain Jeffrey Friedman (université Rockefeller, New York). En 1994, l'Américain a mis en évidence l'existence de la leptine, une hormone contrôlant l'appétit et l'obésité de la souris. La leptine est sous commande d'un gène baptisé Ob. Le premier « gène de l'obésité » était né. Depuis, il ne se passe pas une semaine sans qu'une équipe de chercheurs, ou une entreprise de biotechnologie, ou les deux, n'annoncent la découverte d'un nouveau « gène de l'obésité » fabricant une « protéine mangeuse de graisses ». Les raisons de cette agitation sont évidentes : si un laboratoire peut laisser suggérer qu'un gène contrôle l'obésité, on peut annoncer à peu de frais un « traitement imminent de l'obésité » qui attirera les caméras de télévision et les sociétés de capital-risque.

Les gènes ont bon dos

S'il est clair qu'en biologie rien n'est possible sans gènes, il est abusif d'imputer aux seuls gènes l'épidémie d'obésité qui touche les pays développés et en voie de développement. Comment, en deux ou trois générations,

Les « gènes de l'obésité »

Le gène Ob, dernier découvert, est à l'origine de la production de leptine, une substance chimique qui dit au cerveau combien de graisses est stockée dans l'organisme. Si le gène Ob est défectueux, le manque de leptine entraîne une augmentation de l'appétit et un stockage anormal des graisses.
Le gène Fa a été identifié chez le rat. Dans certaines circonstances, il pourrait entraîner une prise de poids.
Le gène Agouti s'exprime sur le chromosome 20 humain. Un état défectueux entraînerait une obésité.
Le mécanisme d'action de ces gènes a bien été mis en évidence mais de manière individuelle. On ignore comment ils interagissent.

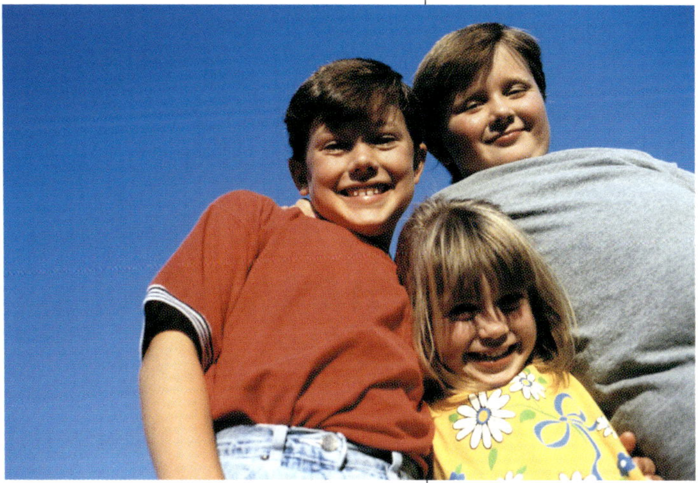

Les gènes n'expliquent pas plus de 10 à 15 % des cas de surpoids.

les populations occidentales auraient-elles vu leurs gènes se transformer, muter, au point qu'un tiers d'entre nous sont aujourd'hui en surpoids ?

Plutôt que de se demander lesquels de nos gènes auraient muté, il faudrait s'interroger sur les mutations de notre environnement. « La fréquence des mutations spontanées de nos gènes est de l'ordre de 0,5 % par million d'années, explique le Dr Boyd Eaton (université Emory, Atlanta, Georgie). Nos gènes sont donc très proches de ceux de nos ancêtres du Paléolithique, il y a 40 000 ans. Ce qui a changé, c'est notre alimentation, avec l'avènement de l'agriculture il y a dix mille ans, et surtout la révolution industrielle. Nous ne sommes plus adaptés génétiquement au mode alimentaire actuel. »

« Nos gènes sont restés les mêmes. C'est notre alimentation qui a changé »

MYTHE n°6

Le mythe des médicaments mangeurs de graisses

Les traitements contre l'obésité s'adressent aux personnes obèses (IMC > 30 ou IMC > 25 en présence de maladies associées), et pas à des personnes en simple surpoids. Sont-ils pour autant sûrs et efficaces - les deux qualités à attendre d'un traitement ?

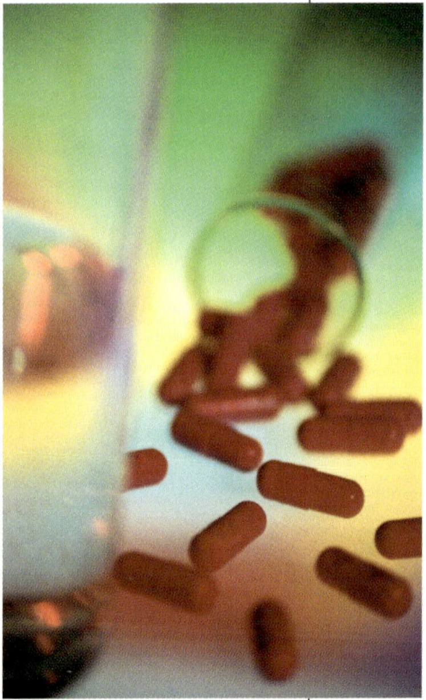

Dangereux anorexigènes

Ces médicaments ont fait la fortune des médecins des beaux quartiers. Ils les prescrivaient à leurs clientes qui voulaient les petits écarts alimentaires, mais pas les bourrelets. Ces médicaments ont été retirés du marché à la fin des années 90. Les anorexigènes à base d'amphétamines n'avaient pas fait la preuve de leur efficacité. Quant à d'autres produits, comme Isoméride ou Pondéral, qui agissent également sur la sérotonine, ils se sont avérés dangereux. Certaines patientes ont souffert d'hypertension artérielle pulmonaire, une affection grave. Ce qui a conduit à leur retrait du marché en septembre 1997. Leurs bénéfices étaient en réalité très modestes. Dans une des plus grandes études sur les anorexigènes 822 personnes obèses suivant un régime hypocalorique strict et recevant 30 mg de dexfenfluramine ont accusé une perte moyenne de 9,8 kg au bout de six mois. Le groupe recevant le placebo avait fait presque aussi bien avec une perte moyenne de 7,2 kg.

Les nouvelles molécules

Les anciens anorexigènes ont donc fait place à de nouvelles molécules très prometteuses.

La sibutramine vendue en France depuis mai 2001 en France sous le nom de Sibutral®, agit sur deux neurotransmetteurs du cerveau, la sérotonine et la noradrénaline, afin de provoquer plus rapidement la sensation de satiété. Ce médicament s'adresse surtout aux patients obèses qui n'ont pas réussi à maigrir en suivant un régime. Les études cliniques ont montré que Sibutral n'est pas une pilule miracle : il permet de perdre un petit peu de poids. Mais les études ont aussi révélé un risque d'élévation de la pression artérielle.

Un autre médicament, qui n'est pas un anorexigène, a été fortement promu par son fabricant, le laboratoire suisse Roche. Commercialisé sous le nom de Xénical®, l'orlistat s'attache à une enzyme digestive qui décompose les graisses alimentaires. Conséquence : 30 % des graisses alimentaires ne sont pas absorbées. Si Xénical® aide à perdre un peu de poids, il a lui aussi des effets indésirables : troubles digestifs, selles grasses. Et multiplie par deux les besoins en vitamines A, D, E et K.

Attention aussi aux plantes !

Le thé vert et l'éphédra représentent les deux plantes majeures qui ont fait la preuve de leur efficacité comme aide-minceur. Leurs principes actifs ont donc été intégrés dans différents médicaments et compléments alimentaires. Ces plantes agissent sur la silhouette en augmentant la thermogénèse, c'est-à-dire la dépense énergétique du corps au repos. Cependant, les produits contenant de l'éphédra ont dû être retirés de la vente car ils provoquaient des effets indésirables cardiovasculaires (palpitations, hypertension) ou neurologiques (maux de tête, convulsions), parfois très graves. Certains extraits de thé vert ont également été retirés du marché suite à des problèmes hépatiques.

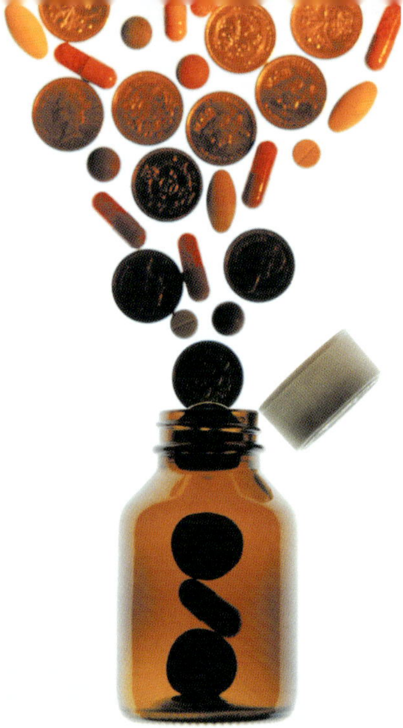

En attendant la pilule miracle...

À quand la pilule miraculeuse qui permettra à tout le monde de manger ce qu'il veut sans jamais grossir ? Eh bien, les laboratoires nous la promettent pour demain !

Exemple : le 5 février 2000, le service de communication de la société Genset annonce que ses chercheurs ont découvert une «protéine mangeuse de graisses». La nouvelle fait la une de la presse. Injectée à des souris gavées de graisses et de sucre, les fragments d'Acrp30 entraîneraient une perte de poids chez les rongeurs allant jusqu'à 7,5 % au bout de 16 jours. Le tout au conditionnel bien sûr, la majorité des journaux ayant rédigé leurs articles à partir de dépêches d'agence, sans avoir pu consulter la publication originale dans le journal scientifique Proceedings of the National Academy of Sciences.

Le Dr André Pernet, PDG de Genset, estimait le même jour que cette molécule pourrait être « l'insuline de l'obésité. » Le lendemain, le cours de l'action Genset gagnait 16 %. Une opération de marketing rondement menée !

Mais qu'en est-il de l'efficacité de la molécule « mangeuse de graisse » ? Pour le Dr Philippe Froguel, directeur du département de génétique humaine à l'Institut de biologie de Lille, cité par Sciences et Avenir, « cette annonce est un coup médiatique qui avance des données que même les scientifiques responsables de l'étude réfutent. Il est par exemple scandaleux de dire que ce produit peut faire perdre 40 kilos à un obèse sans efforts. Par ailleurs, n'oublions pas qu'il s'agit de résultats sur la souris ».

Un intérêt médical douteux

Genset n'est pas seul dans la course au médicament miracle. Le même mois, une équipe australienne a annoncé la découverte d'un résidu peptidique de l'hormone de croissance, lui aussi brûleur de graisses, qui pourrait permettre la mise au point d'un médicament. Et des chercheurs britanniques ont montré qu'une autre protéine, l'UCP3, intervient aussi dans la gestion du poids. Toujours à la même époque, une équipe canadienne implique une autre protéine (tyrosine phosphatase-1B) dans l'obésité. Là aussi, on promet « un traitement potentiel » de ce problème.

L'intérêt médical de ces molécules, comme de celles qui les suivront, est douteux. La plupart de ces « découvertes » n'auront aucune application concrète, comme en témoigne la saga de la leptine.
Fabriquée comme Acrp30 par les cellules adipeuses, elle devait, c'est sûr, déboucher sur un médicament miracle de l'obésité. On attend toujours.

**On attendait beaucoup de la leptine...
On attend toujours**

CE QUI VOUS FAIT GROSSIR À COUP SÛR

Le manque d'activité

Être ou non actif physiquement, voilà qui fait une réelle différence sur la silhouette. Plusieurs études ont trouvé que les enfants qui regardent le plus la télévision sont aussi ceux qui ont le plus de graisses corporelles.

Pour vérifier ces résultats, une étude a été conduite auprès de 192 écoliers (âge moyen : 9 ans). Une partie des enfant a reçu pendant 6 mois des conseils visant à réduire le nombre d'heures passées devant un écran de télévision ou une console de jeux vidéo. Un autre groupe poursuivait ses occupations comme par le passé. Les enfants qui ont nettement réduit les heures passées devant la télévision ont vu leur indice de masse corporelle diminuer, alors que la consommation de graisses restait identique dans les deux groupes.

Une étude (National Weight Control Registry) portant sur plus de 2 500 personnes ayant réussi à perdre plus de 14 kg et à maintenir cette perte de poids pendant plus d'un an, montre que le facteur déterminant de succès est une activité physique représentant une dépense énergétique de 2 800 calories par semaine. Ce qui correspond

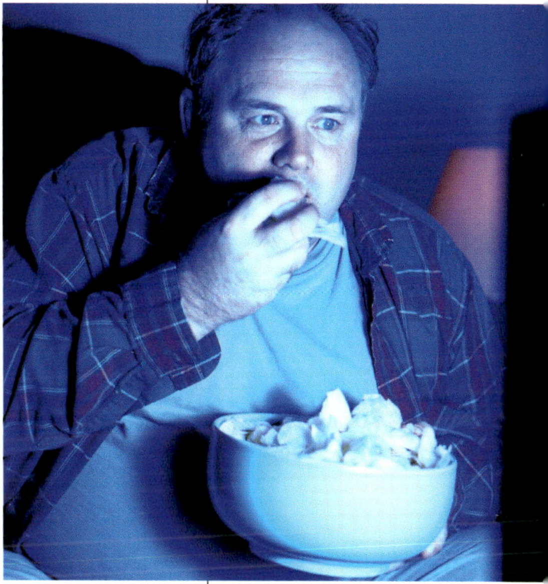

à 2 h 30 de marche, 10 minutes à monter les escaliers, 20 minutes de jogging lent, 30 minutes de jogging rapide et une heure de vélo à bon rythme, soit au total 4 h 30 d'activité. Une étude japonaise récente a même montré que l'exercice physique peut faire perdre un poids considérable (9 à 22 kilos) à des obèses, en l'absence de toute restriction alimentaire.

Qu'apporte l'exercice physique ?

Si vous faites du sport, vous augmentez votre masse musculaire. Ce qui permet de brûler plus d'énergie au repos grâce à une augmentation du métabolisme basal. Par ailleurs, vous faites également monter le niveau des hormones brûleuses de graisse : la testostérone et surtout l'hormone de croissance.

Même chez les plus enrobées d'entre nous, bouger a du bon. Une analyse récente conduite par les chercheurs du célèbre Institut Cooper de Dallas, et qui porte sur 24 études prospectives, vient de montrer que :

1 - L'exercice physique régulier atténue sans conteste de nombreux risques de santé associés au surpoids ;

2 - L'activité physique protège les obèses de plusieurs maladies associées au surpoids. De plus, les études montrent que les obèses qui pratiquent une activité régulière sont en meilleure santé que les personnes normales qui ne se livrent à aucune activité ;

3 - L'inactivité et le manque de forme sur le plan cardio-respiratoire sont aussi néfastes que le surpoids en terme de risque de mortalité précoce.

La recette pour maigrir : au moins 2 h 30 de marche par semaine.

Pas assez de fibres

Moins on consomme de fibres, plus on risque de faire bouger l'aiguille de la balance dans la mauvaise direction.

Une étude récente portant sur 2 909 adultes âgés de 18 à 30 ans montre que les personnes qui consomment de grandes quantités de fibres alimentaires ont un poids plus bas que celles qui en consomment peu. Elles ont aussi un taux d'insuline plus faible, moins de pression artérielle, moins de triglycérides, moins de « mauvais » cholestérol, moins de fibrinogène. Ainsi, la quantité de fibres consommées chaque jour permettrait, plus que la consommation de graisses, de prédire avec une grande exactitude le poids corporel, et plusieurs facteurs du risque cardio-vasculaire.

Trop d'alcool

En France, l'alcool apporte en moyenne 9 % des calories quotidiennes chez les hommes et 5 % chez les femmes.

Selon l'Inserm, l'alcool n'entraîne pas de prise de poids lorsqu'il est bu en petite quantité (un à deux verres par jour) par des personnes minces. Une étude française de 1996 conduite dans les Centres d'examen de santé a même trouvé que les buveurs modérés (1 à 23 g d'alcool par jour, soit environ deux verres au plus) sont plus minces que les non buveurs. Au-delà, la consommation d'alcool semble favoriser la prise de poids. Les hommes et les femmes qui boivent plus de 47 g d'alcool par jour ont les pourcentages d'obésité les plus importants.

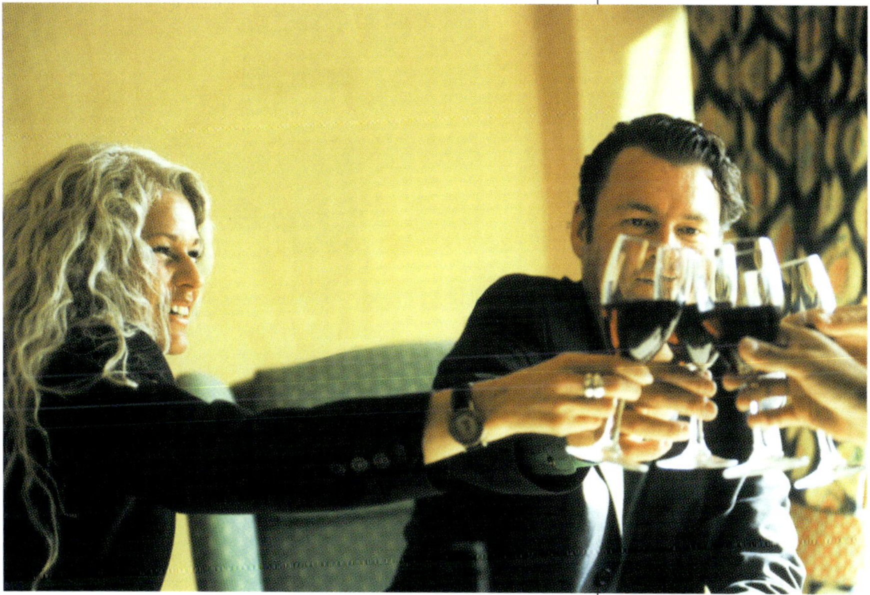

L'alcool est déconseillé aux personnes un peu enrobées.

Pour les deux sexes, parmi ceux qui boivent, le pourcentage d'individus obèses augmente avec la quantité d'alcool absorbée. Ainsi, l'alcool doit être déconseillé aux hommes et aux femmes déjà très enrobées car ils utilisent les calories alcooliques et prennent du poids, alors que les sujets minces ont tendance à en perdre.

Au-delà de 3 verres par jour, l'alcool fait grossir

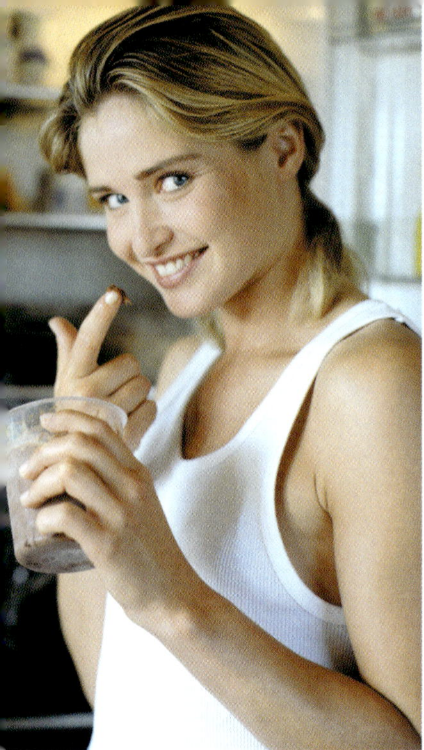

Les calories prises au goûter ont augmenté de 30 % en 20 ans.

Trop de snacking entre les repas

Selon l'enquête INCA de consommation alimentaire conduite en France en 1999, les Français adoptent progressivement le mode alimentaire anglo-saxon : augmentation du snacking (grignotage entre les repas). Selon l'étude SUVIMAX, 59 % des hommes et 76 % des femmes prennent un goûter entre deux fois par semaine à tous les jours. Selon le CREDOC, seulement un Français sur cinq de moins de quinze ans ne prend rien entre les repas.

Le fait de manger de petites quantités de nourriture réparties dans la journée n'est pas forcément négatif. Des études ont montré en effet que le fait de fractionner les repas pouvait être bénéfique sur le maintien du poids. D'ailleurs, dans leur milieu naturel, la plupart des espèces animales fractionnent leurs prises alimentaires tout au long de la journée. Du coup, on pourrait se dire que le grignotage n'est pas nocif.

Tout dépend de ce que vous grignotez

Des chercheurs américains pensent que les goûters ou snacking sont l'une des raisons majeures pour lesquelles les enfants des pays développés sont de plus en plus gros. Non seulement les enfants sont de plus en plus nombreux à grignoter entre les repas, mais surtout ce qu'ils avalent est de plus en plus calorique, rapportent le Dr Barry

Popkin et son équipe (université de Caroline du Nord, Chapel Hill). Aux États-Unis, le pourcentage d'enfants s'adonnant au snacking est passé de 80 à 90 en 20 ans. Les goûters d'aujourd'hui sont constitués d'aliments très denses en énergie : sodas, jus de fruits, chips, biscuits. Résultat : il y a deux décennies, les goûters apportaient 450 calories en moyenne, contre 600 aujourd'hui. Cette différence est suffisante, selon les scientifiques, pour entraîner une augmentation du poids des enfants.

Le goûter des Français

Au lieu de consommer des fruits, des oléagineux secs, 81 % des adultes et 66 % des enfants français mangent du chocolat. Ensuite, des viennoiseries, pâtisseries, biscuits, sucres et confiserie, jus de fruits et sodas. Bref, des produits fortement transformés, sucrés, à forte valeur ajoutée. Et qui dit transformé dit généralement, index glycémique élevé. Dans ces conditions, loin de calmer l'appétit, le snacking ne fait que l'attiser.

Seulement un Français sur cinq de moins de quinze ans ne prend rien entre les repas (CREDOC)

Le concept de snacking a d'ailleurs donné lieu à la création de centaines de produits «nomades», qui multiplient les tentations. Ils sont surtout consommés par les adolescents et les femmes. Ils représentent déjà 43 % des glucides chez les femmes adultes et autant chez les 15-24 ans. Cette « consommation nomade » réjouit les industriels. Un rapport de la Chambre syndicale de la confiserie révèle que le marché de la petite confiserie de poche a ainsi progressé de 8,5 % en un an pour atteindre 1 120 millions de francs. Et ce n'est pas fini. Après le sucré, ce sont les spécialistes du salé qui tentent de prendre des parts de marché avec notamment des biscuits salés. À l'index glycémique tout aussi élevé !

VOTRE PROGRAMME MINCEUR-SANTÉ

Depuis des années, vous avez maltraité votre corps en alternant les phases de régimes draconiens avec des reprises de poids importantes. Le principe même du yo-yo qui conduit à une augmentation progressive mais inexorable du poids.

Actuellement, vous ne connaissez même plus votre corps. Vous êtes devenue sourde à ses signaux, ne sachant plus démêler les sensations de faim des sensations de satiété. À force d'éplucher les différents régimes, vous ne savez plus non plus ce que vous pouvez, devez manger ou non. Certains aliments sont-ils à proscrire, faut-il se gaver d'autres ? Je vous propose une feuille de route simple et peu contraignante pour renouer avec le plaisir de manger et d'être mince.

Gardez votre sérotonine au top

La sérotonine est l'un des messagers chimiques qu'utilisent nos neurones pour communiquer. Les neurones ont besoin de messager chimique parce qu'ils ne sont pas au contact les uns des autres, mais séparés par un petit espace appelé synapse. Les cellules nerveuses fabriquent donc des molécules qui franchissent cet espace pour aller stimuler des récepteurs sur les neurones adjacents. Ainsi se propage le signal qui permet les émotions, la mémoire, la douleur, le sommeil, mais aussi l'appétit.

Lorsqu'il y a suffisamment de sérotonine, nous éprouvons une sensation de bien-être et de satiété. Lorsqu'elle vient à manquer, nous sommes anxieux, parfois agressifs, voire dépressifs. Mais surtout nous avons faim, et très souvent faim de produits sucrés. En effet, une collation riche en glucides (sucres) entraîne une augmentation de la sérotonine. Cet effet est particulièrement marqué pour les sucres rapides consommés hors des repas. Nous utilisons alors les aliments sucrés (confiseries) sucrés-gras (chocolat, gâteaux) et les amidons rapides (pain, chips) comme « médicaments », parce qu'ils élèvent le niveau de sérotonine et « rendent moins triste, plus énergique, plus sociable. »

Mais cette consommation rend le contrôle du poids corporel délicat, parce que les sucres rapides sont souvent associés à des corps gras, et qu'ils sont consommés hors des repas, voire tard le soir. D'où les prises de poids chez les stressées, celles qui souffrent de syndrome prémenstruel, de trouble affectif saisonnier (dépression hivernale), et après l'arrêt du tabac (la nicotine augmente la sérotonine ; son interruption a l'effet inverse).

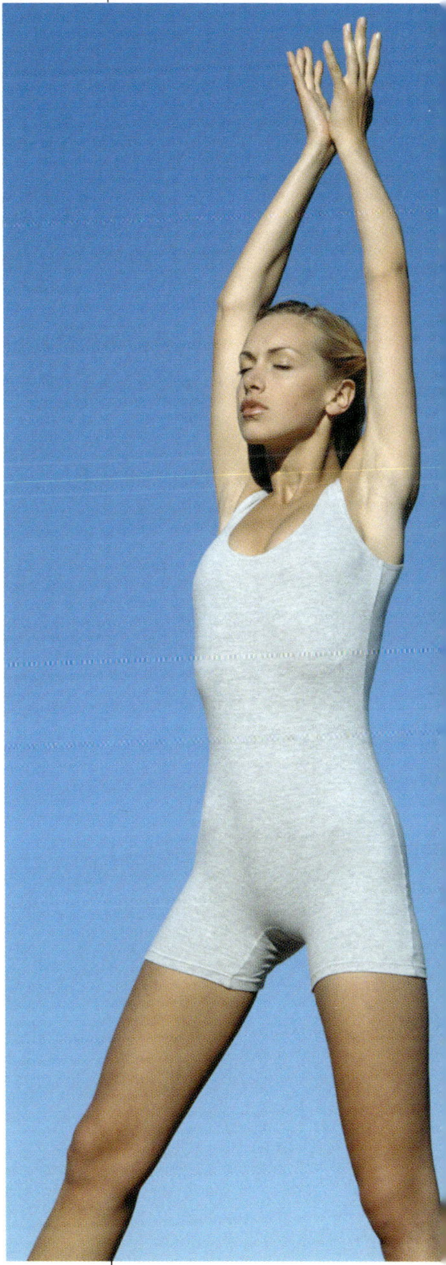

« Je craque... »

Pourquoi les femmes ont toujours un petit creux

Les femmes n'ont pas de chance. Elles « fabriquent » moins de sérotonine que les hommes, et sont donc plus vulnérables aux petites fringales. En plus, la sérotonine a tendance à baisser encore avant les règles, en période de stress, et surtout pendant un régime alimentaire ! Ce qui explique les écarts fréquents pendant ces périodes, pour des « snacks » et notamment du chocolat et des barres chocolatées. Avant de prendre une collation riche en glucides, les personnes dont la sérotonine est basse se décrivent souvent comme « tendues, irritables, incapables de se concentrer » Après s'être alimentées, elles se disent « calmes, détendues, capables de concentration ».

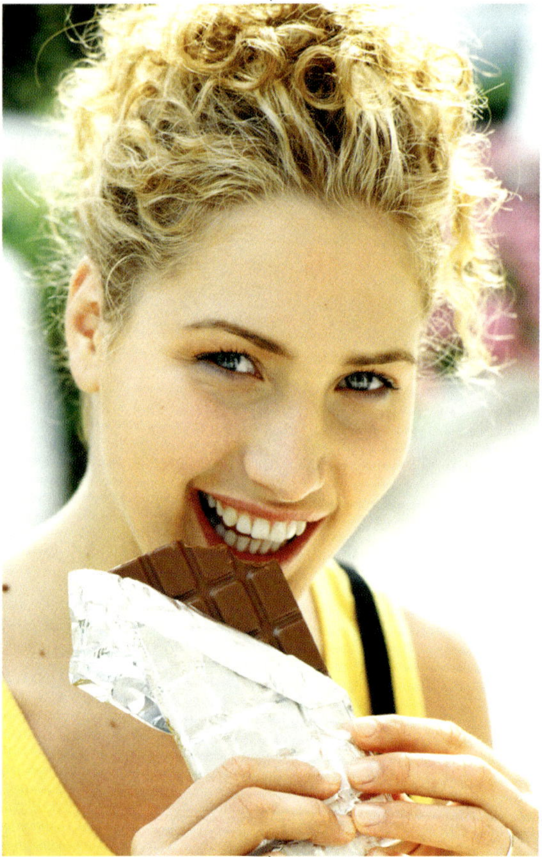

L'industrie agroalimentaire à l'affût de notre sérotonine

Les industriels connaissent parfaitement ces phénomènes. Leurs biochimistes, leurs physiologistes les ont analysés, décortiqués. Une grande partie du marché du « snacking » est fondée là-dessus, car les études ont montré que l'on peut dans ces moments-là consommer jusqu'à 1 000 calories supplémentaires sous la forme de collations riches en glucides. Et les garder sous forme de bourrelets. C'est donc une véritable guerre qui nous oppose aux fabricants de produits « nomades », rapides à consommer, très transformés, très glycémiants. Eux parient sur notre sérotonine basse. À nous de faire en sorte qu'elle reste élevée le plus souvent possible pour succomber le moins souvent possible aux tentations.

Les femmes fabriquent moins de sérotonine que les hommes, et sont donc plus vulnérables aux petites fringales

Comment augmenter la sérotonine ?

Pour pallier les déficits en sérotonine et stabiliser la prise alimentaire, la meilleure ligne de conduite consiste à privilégier les aliments et les compléments qui favorisent la synthèse de sérotonine. Il s'agit d'abord des glucides complexes à index glycémique faible, des aliments riches en précurseurs de la sérotonine et des aliments qui favorisent l'utilisation de la sérotonine par les cellules nerveuses.

La voie du tryptophane

Pour synthétiser de la sérotonine, nous avons besoin d'un acide aminé de l'alimentation, un constituant des protéines qui s'appelle tryptophane. Nos cellules nerveuses le transforment en 5-hydroxytryptophane (5-HTP), puis en sérotonine. Plus il y en a, plus les neurones produisent de sérotonine. Mais on estime que 40 à 60 % des femmes ne fabriquent pas assez de sérotonine.

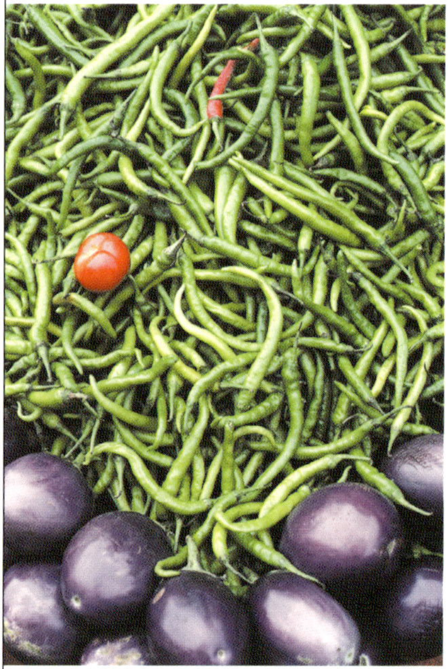

Sérotonique

Un régime pro-sérotonine

L'alimentation apporte normalement entre 1 g et 2 g de tryptophane par jour. Mais les Françaises ont du mal à se procurer ces quantités. En 1997, elles ne consommaient quotidiennement que 1 733 calories (kcal), dont 283 kcal de protéines, ce qui correspond à un apport moyen de tryptophane de l'ordre de 900 mg/j au maximum. Ce chiffre reste supérieur aux besoins définis par l'Organisation mondiale de la santé, mais tous les régimes (suivis par une Française sur deux) provoquent une chute du tryptophane plasmatique, donc de la sérotonine, ce qui peut entraîner une détérioration de l'humeur, de la mémoire, et des épisodes de fringale incontrôlables. En effet, les aliments riches en tryptophane et en 5-hydroxytryptophane, précurseurs de la sérotonine, sont souvent associés à des graisses et les femmes ont tendance à les écarter spontanément de leur régime.

Pour éviter les fringales, il faut :

- inclure dans son alimentation les aliments naturellement riches en précurseurs de la sérotonine : œufs, laitages, viandes - dont dinde - poisson, soja, tomate, aubergine, avocat, pain de blé complet, banane, datte, noix, prune ;
- asseoir le régime sur des aliments à index glycémique faible, comme :

- céréales complètes : pâtes et riz complet, macaroni,
- légumineuses : haricots, lentilles, petits pois, pois chiches
- fruits,
- légumes ;

- consommer plus de magnésium (oléagineux, légumes verts, fruits de mer, eaux minérales).

Par ailleurs, les acides gras de la famille oméga-3 facilitent l'action de la sérotonine au niveau cellulaire. On les trouve dans les huiles de colza, soja ou noix et les poissons gras (maquereau, sardine, hareng, saumon).

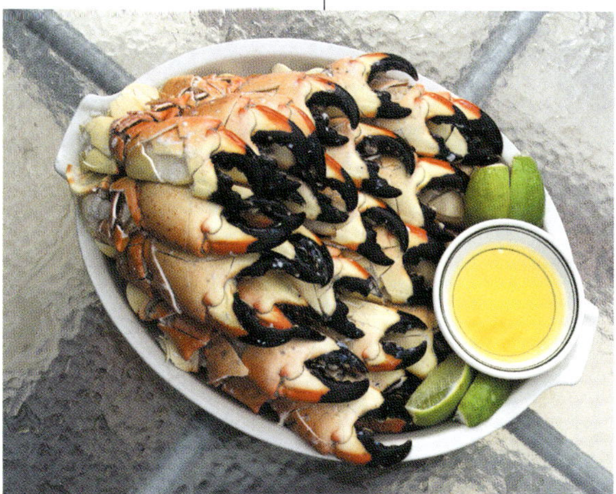

Les crustacés calment la faim en élevant la sérotonine.

Maîtrisez votre insuline

Maintenant que la sérotonine est sous contrôle, il devient plus facile de s'occuper de l'insuline.
Plus il y a d'insuline, vous le savez, plus on a faim et plus on a tendance à stocker les calories sous forme de graisses corporelles. Le programme pro-sérotonine nous a déjà orientés vers les aliments à index glycémique faible, ce qui prévient la plupart des débordements de l'insuline. Comment contenir encore mieux cette hormone ?

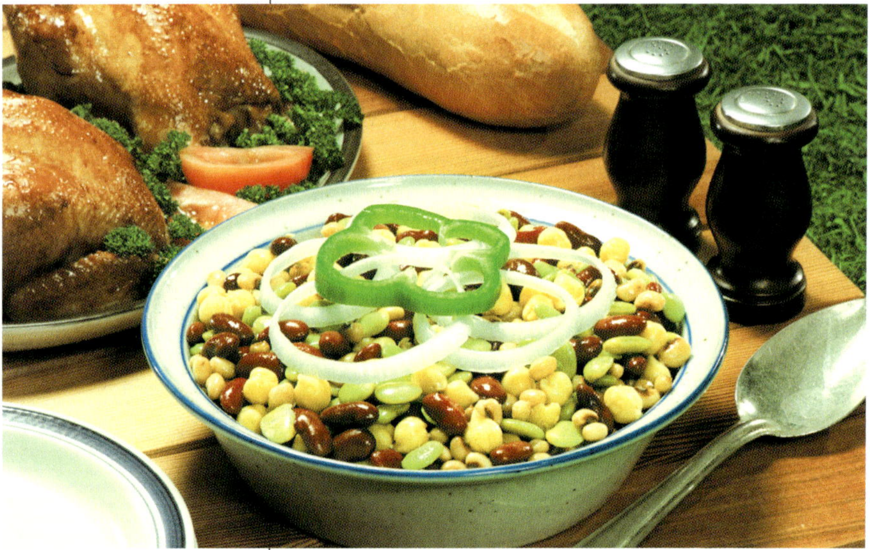

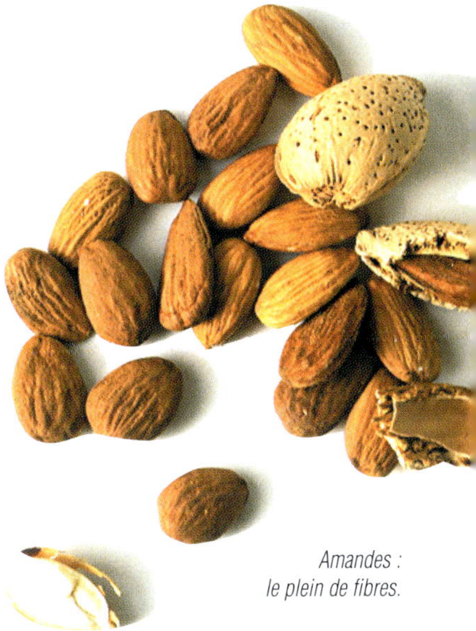

Cherchez les fibres

Plus les aliments sont riches en fibres, plus leur index glycémique est bas, et surtout plus ils empêchent le sucre sanguin de monter. Il y a deux sortes de fibres :

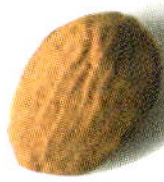

Amandes : le plein de fibres.

- les fibres solubles forment, sous l'action des sucs digestifs, une sorte de gel, de pâte qui piège le glucose. Elles freinent l'absorption des graisses et réduisent les taux de cholestérol et de triglycérides. Elles ralentissent l'évacuation de l'estomac et empêchent le glucose de traverser la membrane intestinale pour aller dans le sang. Cela évite les pics de glucose pendant la digestion et diminue la sécrétion d'insuline par le pancréas.
- les fibres insolubles augmentent le volume des selles en freinant la digestion.

Teneurs en fibres alimentaires (fibres solubles et insolubles) en g pour 100 g de matière fraîche

Sources de fibres insolubles		Sources de fibres solubles	
Amandes	11-15	Pruneaux	7-13
Pain complet	7-8	Figues sèches	9-12
Dattes sèches	7-8	Haricots blancs, rouges cuits	4-9
Pois chiches cuits	3-6	Flocons d'avoine	4-7
Lentilles cuites	4-5	Carottes	2-4
Petits pois	3-6	Poireaux	2-3
Pain blanc	2-3	Choux, épinards	1-3
Haricots verts cuits	2-3	Pommes de terre vapeur	1-2
Riz complet	2-3	Oranges	2
Ananas	1	Poires, pêches	2
		Laitues	1

Le pouvoir des poissons gras

Misez sur le poisson et ses acides gras oméga-3

On peut augmenter la sensibilité des cellules musculaires à l'insuline en améliorant la fluidité de leurs membranes. Des membranes plus fluides se révèlent plus efficaces pour capter et transporter le sucre sanguin. Comment rendre des membranes plus fluides ? En mangeant régulièrement (deux à trois fois par semaine) des acides gras à longues chaînes de la famille oméga-3, des graisses que l'on trouve dans les poissons gras, mais aussi sous la forme de gélules (MEGA 65® vendu en pharmacie).

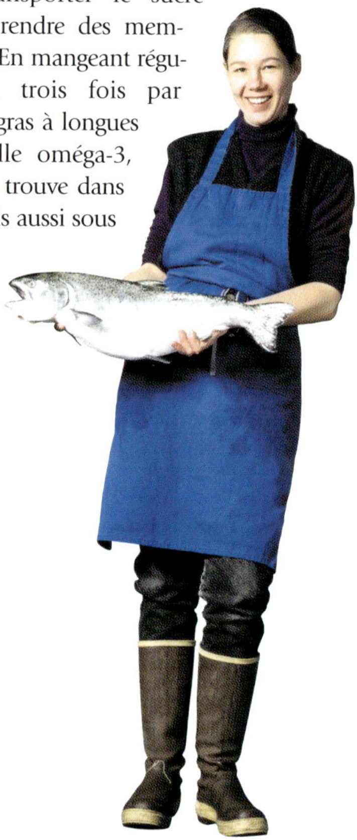

Par ailleurs, la vitamine E protège les acides gras à longues chaînes de l'oxydation, mais en plus elle augmente la sensibilité à l'insuline. Cette augmentation a été chiffrée : elle est de 20 % avec une prise quotidienne de 900 UI de vitamine E pendant 4 mois. Attention : il existe des contre-indications à la prise de vitamine E à dose élevée. Consultez votre médecin.

Le chrome, un minéral vendu en pharmacie sous la forme de supplément facilite aussi l'action de l'insuline (100 à 200 µg/j).

Gare au fructose

Contrairement au glucose, son cousin le fructose ne fait pas monter l'insuline. Ce qui explique son succès dans certaines populations (diabétiques) et surtout dans l'agroalimentaire où il est massivement utilisé avec un petit air d'aliment-santé. Ainsi, pour diminuer dans les confitures la quantité de sucre (perçu négativement par les consommateurs) et conserver le goût sucré, les industriels rajoutent du fructose. On trouve maintenant du fructose (sirop de maïs) dans la plupart des céréales de petit déjeuner, dans les jus de fruits, la bière, les confiseries, les sodas, les barres chocolatées, certains yaourts. Mais le fructose entraîne une résistance à l'insuline et devrait donc être évité lorsqu'il est ajouté aux aliments.

Combien de fructose ?	
1 cuillère à café de sucre	2 g
1 cuillère à café de miel	2 g
1 canette de soda (330 ml)	15 g
1 barre chocolatée (100 g)	25 g
1 bol de céréales	3 g
1 assiette de carottes	0,25 g

Stimulez vos hormones thyroïdiennes

Il est possible de compenser la faible activité de la thyroïde par la prise d'hormones de synthèse, prescrites par le médecin

Ces hormones agissent sur les cellules en stimulant leur consommation d'oxygène. Lorsqu'elles sont basses, l'organisme vit un peu au ralentit : il brûle moins de graisses, on se sent sans énergie, le poids augmente et l'on a froid aux mains et aux pieds dès que la température extérieure diminue.

Après 40 ans, vous devriez faire évaluer l'activité de votre thyroïde. Il s'agit d'un simple test sanguin, qui donne le niveau de TSH, une hormone qui stimule la thyroïde, et aussi le niveau des hormones thyroïdiennes. Il en existe deux types : la T4 et la T3. La première donne naissance à la seconde, qui est l'hormone active. La plupart des analyses biologiques portent sur la T4, les médecins partant du principe que si elle est au niveau adéquat, alors la T3 l'est également. En réalité, la transformation en T3 n'est pas toujours idéale, et il est préférable de faire mesurer les deux hormones.

Lorsque les hormones thyroïdiennes sont basses, ou pour prévenir leur baisse, assurez-vous de consommer suffisamment d'iode et de sélénium, les deux minéraux les plus critiques pour la santé de la thyroïde. Vous pouvez prendre des suppléments, mais attention à l'excès d'iode, qui est aussi pénalisant que son manque. Il est possible de compenser la faible activité de la thyroïde par la prise d'hormones de synthèse, prescrites par le médecin. Là encore, le médicament le plus prescrit est une T4, alors qu'il est préférable d'associer les deux hormones T4 et T3.

Augmentez votre métabolisme de base

Le métabolisme de base correspond aux calories que le corps brûle pour assurer son maintien en bonne santé : battements cardiaques, température corporelle, respiration, renouvellement des tissus... Ces besoins sont très importants puisque le métabolisme de base consomme les deux tiers des calories apportées à l'organisme.

Le reste est utilisé pour l'activité physique (20 à 30 % des dépenses) et la digestion (10 à 15 % des dépenses). Augmenter le métabolisme de base est donc une stratégie très intéressante pour rester mince, car cela signifie que l'on brûlera plus de calories... au repos. Comment y parvenir ? Le plus efficace, c'est de conserver en permanence une masse musculaire honorable. Des études montrent qu'en pratiquant 3 séances hebdomadaires de musculation de 20 à 30 minutes, on brûle ensuite en dormant, 5 à 8 % de calories de plus qu'une sédentaire.

Celles qui sont allergiques aux poids et haltères seront intéressées d'apprendre que certaines substances élèvent naturellement le métabolisme de base. C'est le cas du café, mais aussi du thé vert. Certaines plantes augmentent aussi la thermogénèse (le nombre de calories brûlées au repos). L'éphédra ou le *Citrus aurantium* ont fait la preuve de leur efficacité. Cependant ces plantes sont à manier avec précaution car elles peuvent avoir des effets indésirables importants.

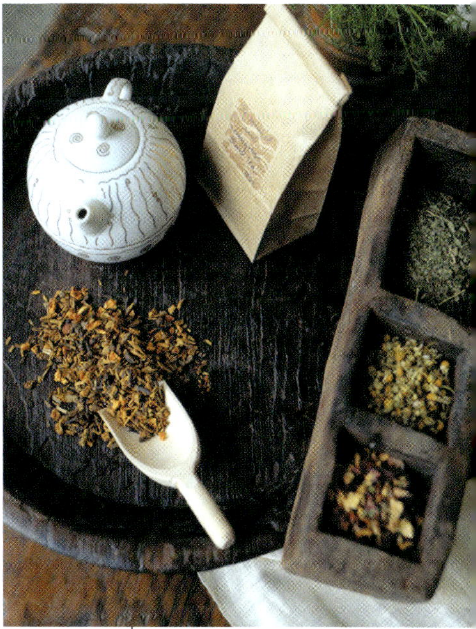

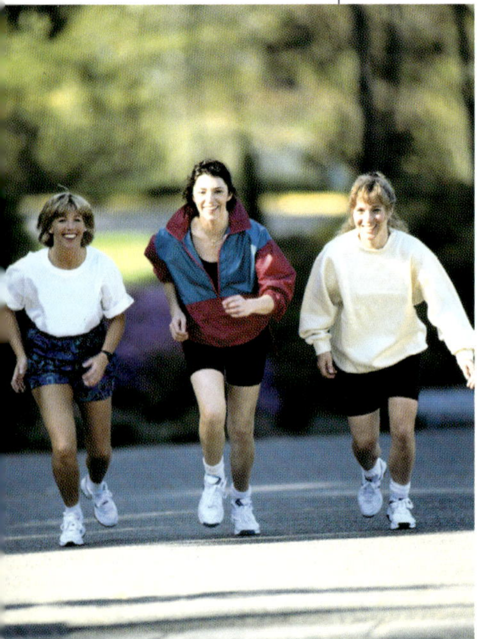

Boostez votre hormone de croissance

L'hormone de croissance ou GH, cette hormone qui brûle les graisses et sculpte les muscles est très sensible à l'alimentation. Plus l'on consomme de calories, plus elle est basse. Plus l'on consomme d'aliments à index glycémique élevé, plus elle a du mal à être sécrétée car l'insuline inhibe l'hormone de croissance. Conclusion : si l'on veut préserver son taux d'hormone de croissance, il faut manger avec modération et éviter - à nouveau - les aliments à index glycémique élevé.

L'une des stratégies les plus faciles à suivre consiste à espacer les repas et les collations. Laissez passer 4 à 5 heures avant de vous réalimenter, ce qui permet à l'insuline de disparaître de la circulation, et à l'hormone de croissance de pointer son nez. Mais l'hormone de croissance monte surtout pendant un jeûne. Si vous êtes en bonne santé, vous pouvez essayer de jeûner un jour complet toutes les deux semaines. Pour cela, il faut veiller à consommer 10 à 12 verres d'eau ou de thé (ou tisane) dans la journée, et bien sûr choisir une journée au cours de laquelle vos occupations sont allégées.

Mangez des protéines

La GH est assez sensible au niveau des protéines alimentaires. Sans forcément suivre un régime hyperprotéiné, il faut en consommer suffisamment pour maintenir des taux élevés. Vous pouvez vous baser sur la dose de 0,5 à 2 g de protéines par kilo de poids corporel, en particulier si vous pratiquez un sport. Soyez prudente si vous êtes diabétique, ou si vous souffrez de problèmes rénaux : mieux vaut prendre le conseil du médecin.

Faites du sport

La GH augmente aussi lorsque l'on pratique un exercice physique. Mais si cette augmentation est nette chez les jeunes adultes, elle est hélas très faible chez la personne âgée qui fait du sport. Si vous décidez de vous mettre au sport pour de bon, choisissez si possible deux sports différents : l'un aérobie comme le jogging, la marche soutenue, la natation, le tennis, l'équitation, le vélo, l'autre anaérobie comme la musculation, la gymnastique. Le sport aérobie doit être pratiqué tous les jours tandis que le travail de musculation doit se faire deux à trois fois par semaine. À noter que les élévations les plus nettes de l'hormone de croissance sont obtenues avec la musculation à 85 % de la capacité maximale.

Si vous êtes irréductible et que vous n'aimez vraiment pas le sport, vous pouvez tout de même tirer des bénéfices d'un exercice régulier même modéré. Donnez-vous des objectifs simples à atteindre : marcher tous les jours une demi-heure ou trois-quarts d'heure d'un pas énergique. Aller chercher le pain à pied plutôt qu'en voiture, prendre les escaliers et laisser l'ascenseur aux autres. Si vous aimez danser, ne vous privez pas, c'est une des manières les plus agréables de faire du sport.

Sport et hormone de croissance

Activité (modérée à soutenue)	Multiplie le taux d'hormone de croissance par
Vélo stationnaire	1,5
Jogging (hommes)	1 à 1,2
Jogging (femmes)	1,5 à 2
Musculation	3 à 4

Les autres façons d'augmenter son hormone de croissance

Si vous avez plus de 50 ans, vous pouvez vous orienter vers des acides aminés libres comme l'arginine, l'ornithine, la glutamine ou la lysine, que l'on peut demander à son pharmacien de préparer (préparation magistrale, gélules de 500 mg). L'arginine et l'ornithine sont efficaces mais les doses nécessaires sont souvent élevées, ce qui n'est ni pratique, ni bon marché. À la dose de 2 g/j soit 4 gélules de 500 mg, la glutamine offre le meilleur rapport efficacité/prix. Les effets secondaires n'ont pas été rapportés, mais mieux vaut éviter ces substances en période de grossesse et d'allaitement.

Au-delà des suppléments nutritionnels, il y a bien sûr les médicaments à base d'hormone de croissance synthétique. Des études sont en cours aux États-Unis et en Europe pour évaluer les effets de l'administration d'hormone de croissance à des personnes de plus de 60 ans et surtout les effets secondaires. Une analyse récente de 48 adultes traitées avec des doses faibles de cette hormone a trouvé qu'un tiers des patients avaient perdu du poids, et que 62 % avaient vu leur menton se raffermir mais l'incertitude sur les effets indésirables demeure. En France, la GH n'est autorisée sur prescription hospitalière que dans certains retards de croissance ou en cas d'atteinte de l'hypophyse. Dans d'autres pays comme les États-Unis ou la Belgique, sa délivrance est du ressort du médecin de ville.

À la dose de 2 g/j soit 4 gélules de 500 mg, la glutamine offre le meilleur rapport efficacité/prix

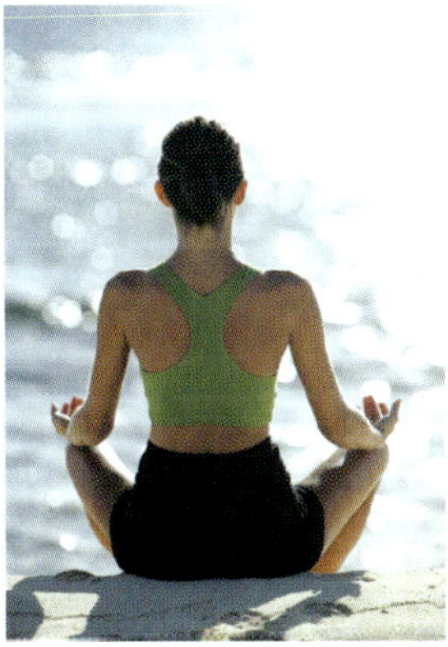

Réduisez le stress

Pour pouvoir écoutez son corps, il faut s'en donner le temps... Si vous sautez des repas, si vous mangez avec un lance-pierre en avalant les aliments à toute vitesse, vous aurez terminé votre repas avant même de savoir qu'en fait vous n'aviez plus faim.

Un repas doit se savourer. Prenez le temps de sentir les aliments, de goûter chaque bouchée, de bien mastiquer. Pensez à poser votre fourchette de temps en temps. Profitez-en pour faire du repas un moment privilégié, un moment de convivialité. Prenez le temps de parler, de partager avec les personnes qui vous entourent. En mangeant plus lentement et dans le calme, vous laisserez le temps à votre organisme d'analyser le repas. Il pourra vous envoyer les messages de faim ou de satiété.

Prenez des suppléments
de vitamines et de minéraux

En-deçà de 3 000 calories (kcal) par jour, il n'est plus possible d'apporter à l'organisme les vitamines et minéraux dont il a besoin. Or, les Français consomment en moyenne 2 400 calories par jour, et les Françaises 1 700 !

Des suppléments apparaissent nécessaires pour rester en bonne santé. Mais aussi rester mince. De très nombreux nutriments, comme la vitamine C ou le magnésium entrent dans la synthèse de messagers chimiques qui jouent un rôle sur l'appétit, le niveau de stress.

En France, selon des données issues de l'enquête SUVIMAX, les déficits sont fréquents chez les femmes.

***Pourcentage de la population féminine concernée par les déficits** (moins de 2/3 des apports conseillés)*

Minéraux		Vitamines				
Fer	**Magnésium**	**E**	**B6**	**C**	**B1**	**B9**
45	19	38	36	27	26	20

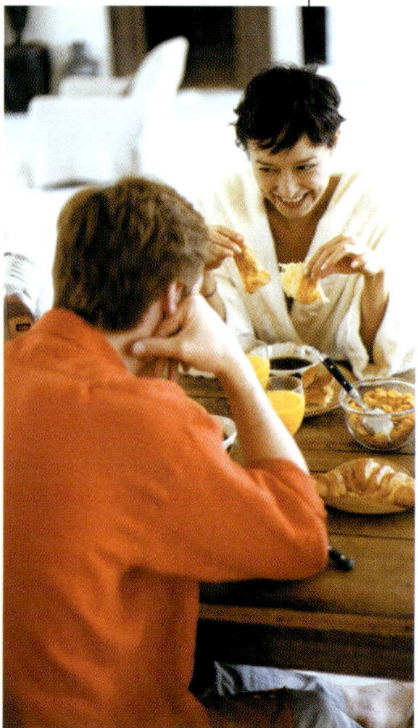

LE RÉGIME MINCEUR

D'une manière générale, il est évident qu'il ne faut pas trop manger en quantité. Ne remplissez donc pas trop votre assiette et essayez de ne pas reprendre deux fois d'un plat. Vous ne devez jamais sortir de table avec une impression de lourdeur à l'estomac, ce serait le signe que vous avez trop mangé.

Mais ne tombez pas dans l'excès inverse : vous savez maintenant que les régimes hypocaloriques ne marchent pas sur le long terme.

Quand manger ?
Dans l'idéal, la réponse devrait être : quand vous avez faim...

Malheureusement, après des années de régimes, vous ne savez plus écouter les signaux de votre corps. Nos sensations de faim sont bien plus souvent des envies de manger liées au stress, à l'ennui, que de la faim réelle.
Première règle : ne sautez pas de repas. Cela vous rend beaucoup plus vulnérable au grignotage. Par ailleurs, les dernières études sont en faveur des repas fractionnés dans la journée. D'abord un vrai petit déjeuner, un déjeuner et un dîner mais aussi des collations en milieu de matinée et d'après midi. Ce qui nous amène au nombre de cinq repas par jour. Essayez en tous cas de respecter un nombre minimum de trois repas, répartis dans la journée.

Le petit déjeuner doit être consistant et apporter 25 % des calories journalières. Il doit être riche en calories et en protéines.

Le déjeuner est le plus important repas de la journée.

Le dîner doit se faire le plus léger possible, si possible avec des glucides complets, non raffinés et peu de graisses, pour éviter de digérer au moment du coucher. Pour la même raison, essayez de manger le plus tôt possible dans la soirée. Idéalement entre 18h30 et 19h30. C'est malheureusement souvent incompatible avec nos rythmes de vie...

Il est prouvé que manger un repas plus léger le soir que le midi fait plus mincir que de faire l'inverse. En effet, les activités de l'après-midi permettent de brûler une partie de l'énergie apportée par les nutriments sans stockage graisseux trop important. Si le repas du soir est trop riche donc trop énergétique, une grande partie de l'énergie sera stockée sous forme de graisses puisque les activités nécessitant de l'énergie sont quasi nulles.

Répartition des calories dans la journée

	Acceptable	Souhaitable
Nombre de repas par jour	**3**	**5**
Petit-déjeuner	15 % des calories	25 % des calories
Déjeuner	40 % des calories	45 % des calories
Dîner	45 % des calories	30 % des calories
Heure du dîner (pour un coucher vers 23 h)	20 h	18 h 30

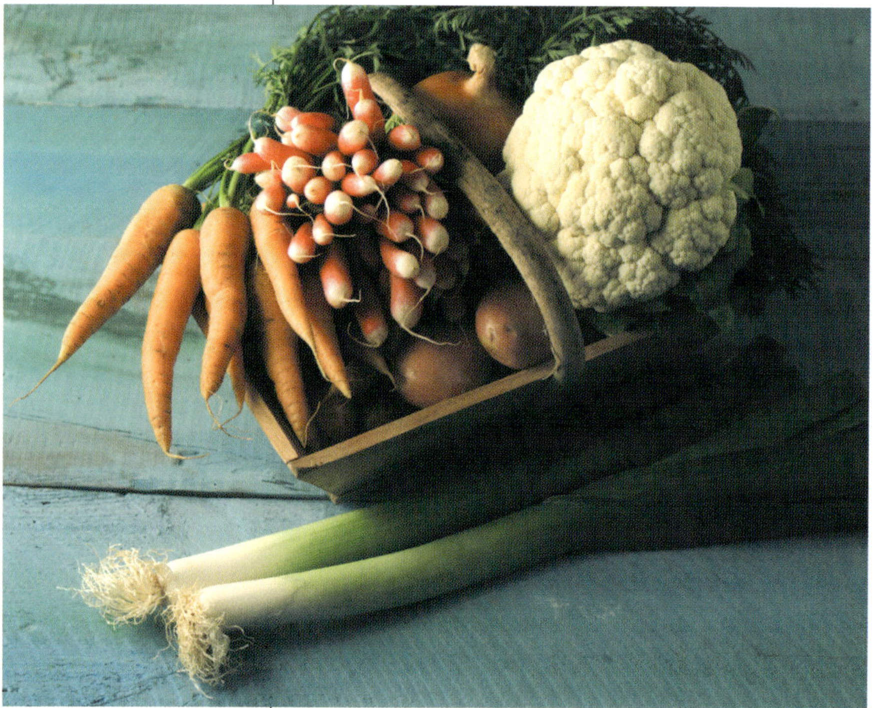

Misez sur le naturel

Les légumes

Vous vous réconcilierez avec eux. Ils doivent faire partie intégrante de votre alimentation. Ils sont extrêmement variés, à vous de jouer pour que la table ne soit pas monotone.

D'une manière générale, utilisez au maximum les légumes frais ou surgelés. C'est le seul moyen d'être sûr qu'il ne leur a rien été ajouté. Les boites de conserves sont un dépannage pratique mais souvent du sel et des conservateurs y sont ajoutés, ce qu'il vaut mieux éviter.

Au minimum 3 portions de légumes par jour

Quelle préparation ?
Cuisez les légumes *a minima* et de préférence à la vapeur.
Ils doivent être le plus croquant possible. Non seulement, vous conserverez ainsi leur vitamines mais en plus les fibres seront quasiment intactes.
Pensez à utiliser les légumes de manière variée, crus avec une sauce au fromage blanc, en soupe, pressés, cuits en accompagnement de viandes et de poisson...
Pour celles qui ne les apprécient pas spécialement (si, si, cela existe !), pensez à les accommoder avec des herbes, de l'ail, de la sauce aux tomates fraîches et tous autres aromates...

Quelles quantités ?
Au minimum chaque jour trois portions de légumes si possible différents, plus une portion de salade.
Crudités, légumes cuits, soupe, on y arrive vite.
Les fibres sont consommables à satiété, vous pouvez en manger tant que vous voulez.

Vous avez dit complets ?

Le pain de seigle complet est le plus favorable pour maigrir.

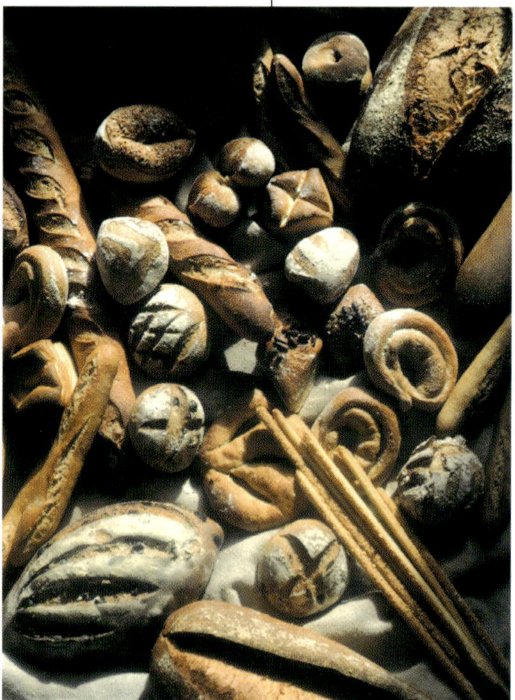

Eliminez les raffinés

Consommez des aliments complets à la place des céréales raffinées.

Vous vous tournerez vers le riz sauvage, le riz complet, le boulgour, les pâtes complètes ou intégrales.

Vous remplacerez le pain blanc par du pain à la farine complète, préférentiellement à la farine de seigle.

Vous consommerez des légumineuses, pois, fèves, haricots, lentilles. Contrairement aux idées reçues, elles ne font pas grossir.

Evitez évidemment les préparations en boites bourrées de graisses saturées et d'amidon modifié type « petit salé aux lentilles ».

Vous oublierez les riz cuisson rapide, les purées déshydratées, tous les féculents pré-cuits ou modifiés industriellement pour une cuisson plus rapide. C'est certes très pratique mais incompatible avec votre ligne.

D'une manière générale, si vous ne pouvez pas vous passer de votre riz blanc, pensez à l'associer avec un aliment de faible index glycémique comme un légume. Les deux aliments auront des index glycémiques très différents, l'un élevé, l'autre bas. Leur mélange dans votre estomac permettra d'obtenir globalement un index glycémique moyen.

Quelle préparation ?

Comme pour les légumes, préférez la cuisson al dente, les fibres sont moins transformées et ce n'en est que meilleur au goût.

Quand aux pommes de terre... Elles sont les moins favorables à une perte de poids du fait de leur énorme teneur en amidon facilement accessible. Plus une pomme de terre est cuite, transformée, plus elle fait grossir. Les frites sont plus « mauvaises » que la purée qui, elle-même, l'est plus que les pommes de terre à l'eau etc. Quand vous voulez manger une pomme de terre, mangez-la cuite à la vapeur dans sa peau. C'est comme cela qu'elle est le moins transformée. Ne la faites pas non plus cuire à outrance... Évitez d'en mettre dans les soupes de légumes mixées.

Quelles quantités ?

Deux tranches de pain complet par jour.

Une portion raisonnable de féculent ou de légumineuse par jour, de préférence au repas du soir.

Carnivore ?

Les viandes

Vous pouvez consommer toutes les viandes à partir du moment où vous ne mangez pas le gras : viande rouge, porc, volailles...

Pour les charcuteries, pensez au jambon et aux pâtés de lapin ou de volaille qui sont beaucoup plus maigres que les autres.

Le foie gras et le confit d'oie ou de canard sont aussi autorisés car ils sont riches en graisses mono-insaturées donc essentielles. C'est drôle, je sens que vous retrouvez le sourire... Attention, il est tout de même extrêmement calorique...

Quelle préparation ?

D'une manière générale, on essaiera de cuire les viandes aux températures les plus basses possibles. Évitez de les faire brûler car cela donne des molécules qui nuisent à la santé.

Toutes les viandes sont autorisées.

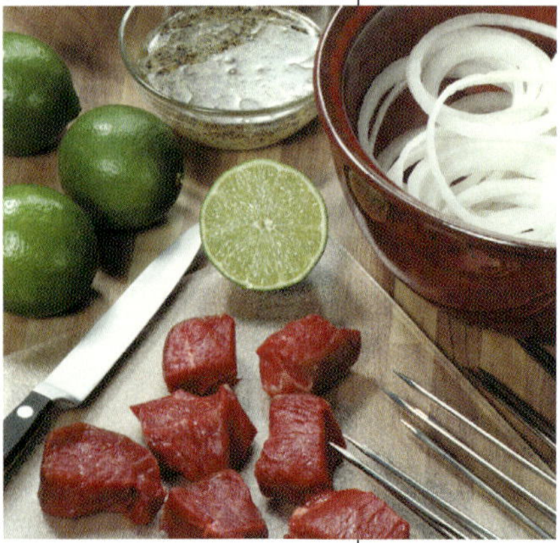

Quelles quantités ?

Les viandes blanches : deux fois par semaine.

Les viandes rouges maigres : trois à cinq fois par semaine pour les femmes de moins de 50 ans et les hommes jusqu'à 18 ans. Seulement deux fois par semaine pour les hommes de plus de 18 ans et les femmes de plus de 50 ans. Les viandes rouges sont très riches en fer, un nutriment dont les hommes adultes ne manquent pas, et qui doit être limité chez la femme dont les règles ont cessé.

Les poissons

Vous pouvez consommer tous les poissons maigres ainsi que les coquillages et les crustacés sans arrière-pensées.
Mais les poissons gras comme les sardines, les truites, le maquereau, le saumon, le turbot ou le rouget doivent être intégrés dans votre alimentation. Ils sont riches en graisses de la famille oméga-3.
Evitez évidemment les poissons à l'huile...

Quelle préparation ?

Les poissons doivent être cuits sans brûler. On évitera bien sûr de les paner puis de les faire frire...
Vous pouvez les faire mariner dans du citron, du vin blanc ou de l'huile d'olive et les manger crus en carpaccio, les faire cuire au four en papillotes ou à la vapeur, cela leur conservera tout leur goût.
Vous pouvez enfin les faire pocher au court-bouillon (vous faites frémir le court-bouillon, vous y plongez le poisson, vous couvrez et vous y laissez le poisson pendant un quart d'heure feu éteint).

Quelles quantités ?

Le poisson gras : trois fois par semaine.
Le poisson maigre : deux fois par semaine.
Les coquillages ou crustacés : deux fois par semaine.

Les fruits, avec passion

Les fruits sont extrêmement variés, il en existe de toutes sortes et aujourd'hui, ils sont disponibles tout le temps sur les étals. Pas d'excuses donc pour ne pas en manger...

En dessert, pour remplir un petit creux ou en accompagnement de poissons ou de viandes, ils sont toujours là. Attention toutefois aux jus de fruits et aux boissons aux fruits. Dans le cas des boissons, la teneur en fruit est minimale et surtout destiné à donner du goût... Reste beaucoup de sucre. Les jus de fruits sont à consommer avec modération. En effet, un fruit pressé a perdu toutes ses fibres : vous n'avalez que le jus, donc le sucre.
Evitez les fruits au sirop, fruits en conserves.

Mangez vos fruits avec leur peau

Quelle préparation ?
Dans la mesure du possible, mangez vos fruits avec la peau, en les lavant auparavant à la brosse pour éliminer les résidus chimiques. La peau est en effet la partie du fruit qui contient le plus de fibres.

Pour varier les plaisirs, n'hésitez pas à en faire des salades colorées sans toutefois rajouter de sucre....
Vous pouvez aussi varier un peu vos desserts en ajoutant un fruit coupé en morceaux à votre yaourt ou à vos céréales.

Si vous les mangez cuits, cuisez-les au minimum. Vous pouvez faire des compotes juste cuites.
Garnissez-en les tartes seulement en fin de cuisson de manière à préserver leurs qualités.

Quelle quantité ?
Deux à cinq par jour, crus ou cuits *a minima*.

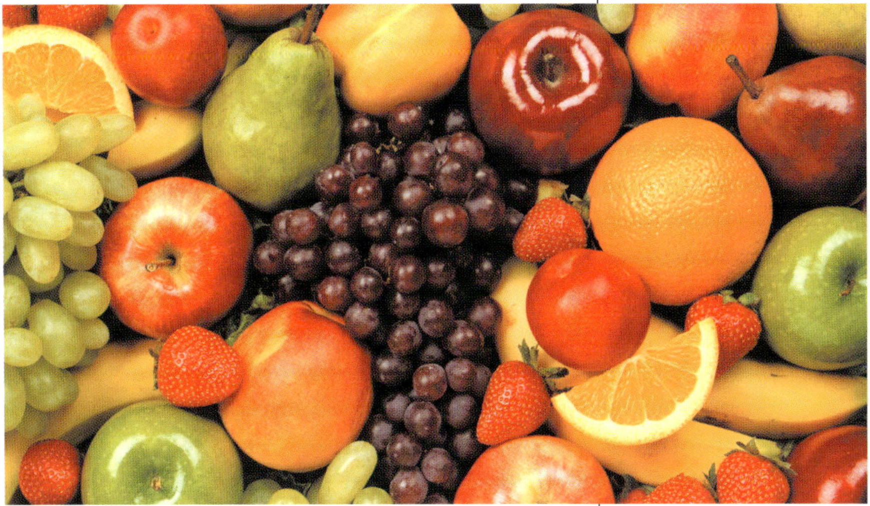

Laitages : oui, mais...

Les produits laitiers

Attention aux étiquettes ! Lisez-les attentivement pour détecter les produits ajoutés pour le goût, la texture, l'odeur.

Les fromages blancs 20 % ou 0 % sont préférables aux fromages blancs entiers.
Les yaourts sont à privilégier nature ! Et oui, le sucre ajouté ne fait pas forcément le bonheur de votre organisme.

Les beurres et les crèmes allégés sont comme vous le savez à consommer avec beaucoup de précautions. En cherchant dans le rayon , vous trouverez une ou deux marques de crème allégée à 15 % de matière grasse sans rajouts particuliers. A vous de jouer aux détectives ! Quand aux « beurres », n'en parlons même pas tellement leur composition est éloignée du beurre classique. Si vous le désirez, vous pouvez consommer une margarine au colza. Sinon, pensez à racler un peu plus vos tartines...

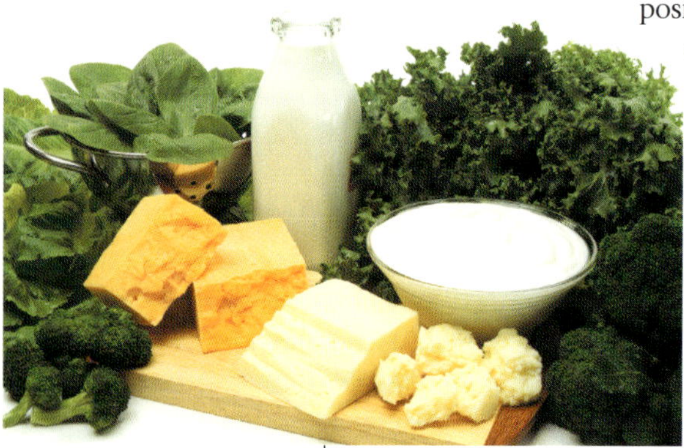

Evitez le lait, qui, contrairement à ce que disent les industriels, ne prévient pas l'ostéoporose, apporte trop de sucres (lactose, galactose) et augmente le risque de certains cancers.

Quelle quantité ?
Trois yaourts ou équivalents par jour.

le fromage une ou deux fois par semaine pour le plaisir

Les fromages

Comme pour le vin, la France est reconnue pour ses fromages. Seulement, le fromage, c'est une bonne dose de graisses saturées...

Le fromage doit être consommé avec modération, certainement pas tous les jours. Privilégiez les fromages à pâte pressée cuite.
D'une manière générale, ne faites jamais de plateau de fromage trop varié. Plus il y en a de sortes, plus on en mange. Sélectionnez plutôt un ou deux bons fromages à la fois, peu gras et mangez-en pour vous faire plaisir de temps en temps, par exemple le week-end.

Graisses : ne les éliminez pas

Ne réduisez pas trop vos graisses alimentaires : pas moins de 25 à 30 % des calories, mais pas plus !

Les graisses au quotidien

Ce que vous devez privilégier :

Les graisses insaturées oméga-3 (huiles de colza, de soja, de noix, voire de lin), et les graisses monoinsaturées (huile d'olive, graisses d'oie et de canard). Les margarines de colza pour les tartines.

Évitez les huiles et margarines de tournesol et de maïs, qui sont déséquilibrées du point de vue des acides gras essentiels et pourraient être néfastes à la santé.
Évitez les huiles de mélange qui sont très chères et bien moins équilibrées que l'huile de colza.

Quelle préparation ?

Seule l'huile d'olive convient pour la cuisson à la condition de ne pas trop la faire chauffer. En effet, une température de cuisson trop élevée dénature les graisses et les rend toxiques.

Quelle quantité ?

Les quantités de matière grasse ajoutée pour la cuisine doivent être raisonnables.
Deux cuillérées d'huile de colza ou d'olive suffisent par jour pour l'assaisonnement.

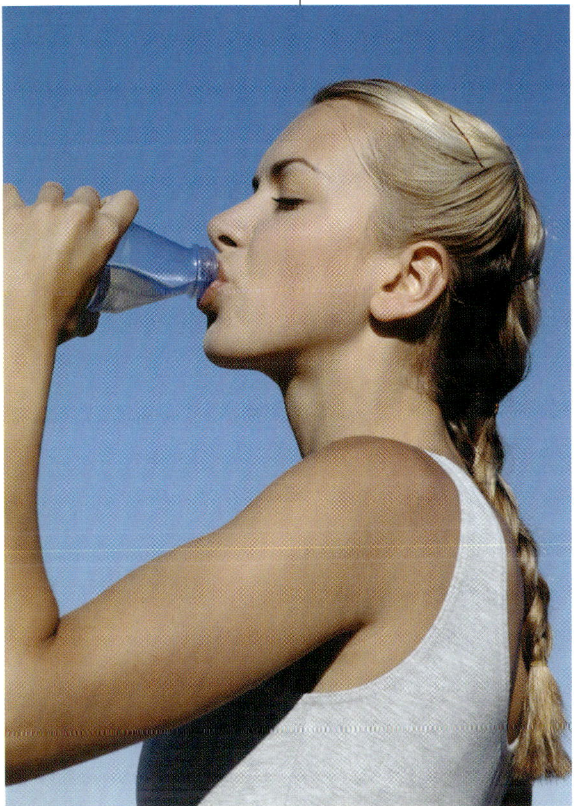

Les eaux minérales riches en magnésium pour lutter contre le stress et les fringales.

Que boire ?

Il faudrait boire un litre à un litre et demi de liquides par jour. Pas la peine de boire plus que nécessaire mais il faut assurer une bonne hydratation à l'organisme.

L'alcool doit être limité. Le vin rouge est considéré comme bénéfique si l'on ne dépasse pas deux verres quotidiens.

Favorisez les eaux minéralisées qui vont permettre une bonne élimination mais surtout un apport en minéraux essentiels. Attention aux eaux trop riches en sulfates. Les eaux minérales ne font pas maigrir. Tout au plus ont-elles un effet diurétique qui donne l'illusion de mincir. En fait, on perd de l'eau, pas les graisses.

Vous pouvez user et abuser du thé notamment du thé vert, des tisanes, à partir du moment où vous ne sucrez pas. Le citron pressé chaud ou froid est aussi excellent.

Attention évidemment aux sodas divers et aux jus de fruits saturés de sucre. Si vous ne pouvez pas résister, craquez pour un soda light sans calories mais n'en abusez pas...

Votre nouveau régime alimentaire

Moins d'aliments transformés, des graisses en quantité suffisante : un régime qui n'en est pas un !

Règles d'or pour mincir

- Mangez de tout en quantités raisonnables.
- Faites au moins trois repas par jour avec si possible deux petites collations.
- Prenez le temps de manger et faites de votre repas un moment privilégié.
- Oxygénez-vous ! Faites de l'exercice et évitez une trop grande sédentarité.
- Évitez surtout les sucres complexes raffinés. Tous les sucres lents ne sont pas bons et la consommation de sucres lents transformés entraîne une prise de poids importante. Privilégiez les sucres lents le plus naturel possible.
- Attention aux aliments allégés qui contiennent souvent des sucres raffinés.
- Privilégiez les fibres, vous pouvez en manger à satiété.
- Ne supprimez pas toutes les graisses.
- Prenez soin de votre corps. Depuis un moment vous aviez sans doute tendance à ne pas vous regarder. Prenez le temps de vous masser, de prendre des bains relaxants, de mettre des crèmes parfumées. Bref, occupez-vous de vous...

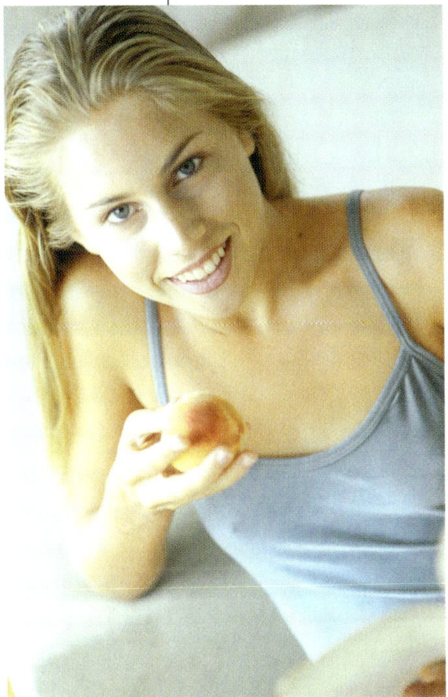

Journée type

Petit déjeuner :
Thé ou café ou lait
1 yaourt
1 tranche de pain complet avec un peu de beurre ou des céréales type muesli avec du lait demi-écrémé ou du lait de soja
1 fruit

Pause de dix heures :
Une pomme ou une mandarine
1 yaourt

Déjeuner :
Crudités type carottes râpées
Poisson en papillote aux aromates
Légume vert à la vapeur
1 tranche de pain complet
1 fruit

Pause de quatre heures :
Une poignée de noix ou d'amandes
1 yaourt

Dîner :
Soupe de légumes
Riz complet à la tomate ou pâtes à la tomate.
Salade verte
Fruit en compote cuite *a minima*

Cette journée type n'est qu'un exemple parmi tant de possibilités, l'essentiel étant de manger à sa faim sans se bourrer et de varier au maximum.

Misez sur une cuisine naturelle et vous verrez votre poids s'alléger de lui-même

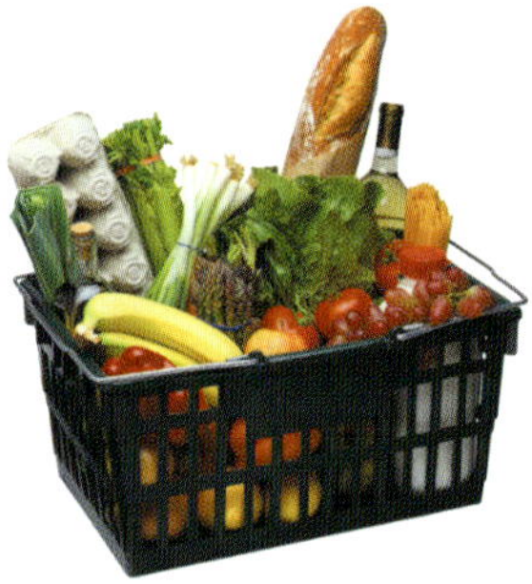

Synthèse pour vous aider à faire vos courses

A privilégier	Modération, modération...
LÉGUMES-FÉCULENTS-LÉGUMINEUSES	
Tous les légumes frais ou surgelés	Légumes préparés
Tous les fruits frais	Jus de fruits, boissons aux fruits, fruits au sirop
Féculents complets, non raffinés	Tous sucres complexes raffinés
Riz complet, riz sauvage, riz Basmati	Riz blanc, riz cuisson rapide
Pommes de terre en robe des champs	Purée, purée lyophilisée, pommes de terre à l'eau
Pain complet, pain de seigle, pain au son	Pain blanc surtout baguette et pain de mie blanc
Pâtes cuites al dente, pâtes complètes complètes et intégrales	Pâtes cuisson rapide, pâtes trop cuites, gnocchis
Muesli sans sucre, flocons d'avoine	Corn-flakes même complets et allégés, toutes céréales du petit-déjeuner soufflées, sucrées, fourrées... Viennoiseries, petits pains au lait, gâteaux secs, barre de céréales sucrées
Toutes les légumineuses : lentilles, pois, haricots blancs ou rouges, fèves	Plats préparés type boîte de lentilles au lard, cassoulet...
POISSONS, VIANDES, CHARCUTERIES	
Jambon cru, jambon blanc, terrines de lapin ou de volaille	Rillettes, pâtés de porc, boudin noir, saucisses, saucisson, merguez, andouille, andouillette, cervelle, lard...
Poissons gras type maquereaux, sardines, saumons, truites, turbots, rougets, tous les poissons maigres	Thon, tarama, conserves de poisson à l'huile, poisson pané, frit
Toutes les viandes cuites lentement, en papillote, sans ajouts de graisses	Viandes en sauces, très grillées
MATIÈRES GRASSES, ASSAISONNEMENTS	Attention aux cubes et aux fonds de sauce !
Herbes de toutes sortes : persil, basilic, estragon, ciboulette, persillade, aneth	Piments, chili, harissa, curry, paprika
Graisses insaturées oméga-3, graisses monoinsaturées. Assaisonnement et cuisson (sans faire fumer) : huile d'olive	Graisses saturées Corps gras solides pour friture (margarines hydrogénées)
Assaisonnement seulement : huiles de colza, de soja, de noix, de lin Margarines de colza	Beurre, crème fraîche entière

Quantités et fréquences recommandées pour les différents types d'aliments (d'après Curtay J.-P. et Souccar T. : Le programme de longue vie. Seuil, Paris, 1999)

	Acceptable	Souhaitable
GLUCIDES COMPLEXES		
Céréales complètes du petit déjeuner	1 jour sur 2	1 par jour
Tranche de pain complet	1 par jour	2 par jour
Féculent ou légumineuse	1 jour sur 2	1 par jour
LÉGUMES ET FRUITS		
Crudités	1 par jour	2 par jour
Salade verte	1 jour sur 2	1 par jour
Légumes verts	1 jour sur 2	1 par jour
Fruits ou légumes orange	1 jour sur 2	1 par jour
Fruits ou légumes rouges	1 jour sur 2	1 par jour
Fruits frais cuits *a minima*	3 par jour	5 par jour
POISSONS, VIANDES		
Poisson gras	2 fois par semaine	3 fois par semaine
Poisson maigre	1 fois par semaine	2 fois par semaine
Coquillages et crustacés	1 fois par semaine	2 fois par semaine
Œufs si possible fermiers ou biologiques	3 ou 4 par semaine sur 1 ou 2 repas	3 ou 4 par semaine sur 1 ou 2 repas
Viandes blanches	1 fois par semaine	2 fois par semaine
VIANDES ROUGES MAIGRES		
Hommes jusqu'à 18 ans Femmes jusqu'à 50 ans	2 ou 3 fois par semaine	3 à 5 fois par semaine
Hommes après 18 ans Femmes après 50 ans	0 à 2 fois par semaine	2 fois par semaine
LAITAGES		
Yaourts	1 par jour	1 à 2 par jour
MATIÈRE GRASSE		
Huile de colza en assaisonnement		2 cuillères à soupe par jour
Eaux minéralisées	1 litre par jour	1,5 litre par jour

Et les substituts de repas ?

On entend beaucoup de choses sur les substituts de repas... Il faut reconnaître que si l'on manque de temps pour déjeuner par exemple, cela paraît bien pratique...

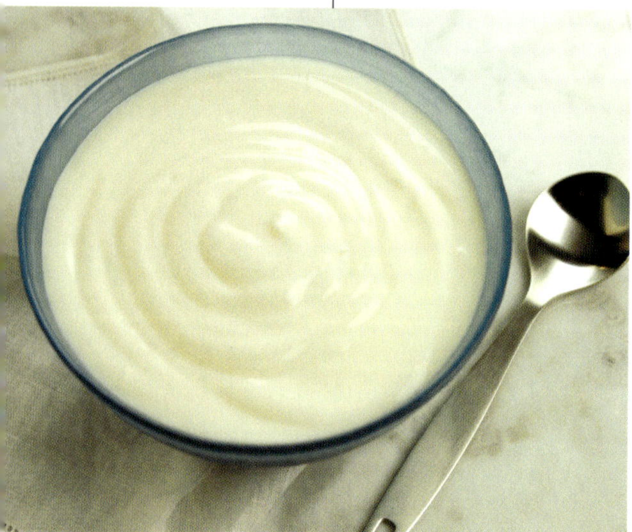

Les substituts de repas : des saveurs très variées

Dans le domaine des substituts de repas, les industriels ont fait des progrès considérables. Ces progrès sont notamment énormes du point de vue de la qualité nutritionnelle mais aussi des goûts et des variétés.

Les substituts de repas sont censés doser la ration calorique de la journée en remplaçant un ou deux repas dans une journée. Ils contiennent entre 200 et 400 calories chacun.

Leur composition est réglementée depuis une directive européenne datant de 1996. Cette réglementation garantit une composition équilibrée en respectant les apports journaliers minimums en nutriments : protéines, glucides, lipides, mais aussi vitamines et minéraux.

Les substituts de repas présentent des avantages et des inconvénients...

Ils sont pratiques et rapides

Pour :

Ils peuvent être utiles sur le court terme pour amorcer la perte de poids en retrouvant des rations caloriques plus basses.
Ils sont pratiques et rapides donc adaptés à la vie moderne. Ils permettent de manger autre chose qu'un sandwich ou un croque-monsieur en cas de manque de temps pour le déjeuner.
Ils permettent de ne pas sauter de repas.
Ce sont de bonnes solutions contre les fringales. Pauvres en calories, ils permettent d'éviter le recours aux « grignotis » bien grossissants.
Ils sont parfaitement équilibrés et apportent les éléments essentiels nécessaires à notre organisme.

Contre :

Ils ne sont pas une solution durable. Manger des substituts de repas est monotone. Les goûts ne sont pas extrêmement variés malgré les efforts faits dans ce domaine.
Ils sont tout sauf des repas et on peut finir par « zapper » totalement ce moment. Rappelez-vous tout de même qu'il faut se donner le temps de manger et de savourer...
Ils sont anti-conviviaux au possible.
Au final, les substituts de repas peuvent être des solutions intéressantes comme méthode d'appoint, d'une part, pour éviter la prolongation de mauvaises habitudes alimentaires, d'autre part pour donner un coup de boost au début du régime. Ils ne doivent en aucun cas venir complètement remplacer les repas, ils doivent être une aide nutritionnelle pour éviter une mauvaise alimentation.

Ils ne sont pas une solution durable

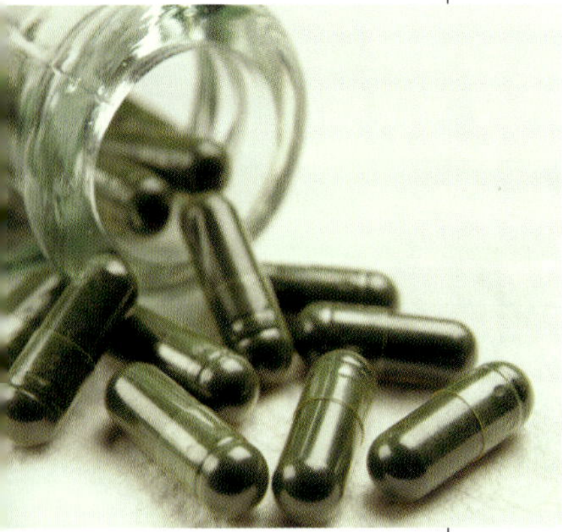

Et si vous choisissiez quelques aide-minceur ?

Les aide-minceur sont des produits le plus souvent naturels qui peuvent favoriser une perte de poids en complément d'une alimentation adaptée, comme celle que je vous ai présentée.

Pouvant parfois être présentés comme des produits miracles dans les magazines, il faut bien les connaître et avoir une idée objective de leur efficacité. Peu ont fait l'objet d'études sérieuses prouvant leur action sur le surpoids. Nous ne parlerons que de ceux là, les autres relevant plus souvent des remèdes de grand-mère sans fondement sérieux. N'hésitez pas à consulter votre pharmacien.

Attention, comme tout produit actif, ces produits peuvent présenter des contre-indications et des effets indésirables. Demandez toujours les conseils de votre médecin avant de commencer à les prendre.

Selon votre profil, certains aide-minceur vous seront adaptés, d'autres pas.

Vous n'aimez pas le sport. Mais dès que vous vous donnez la peine de faire de l'exercice, vous maigrissez

Ce qui cloche : Votre thermostat interne marche au ralenti. Du coup, il ne brûle pas assez d'énergie. Il faut l'activer...

Ce qui marche : La caféine contenue dans le café et le guarana, l'extrait de thé vert, le Citrus aurantium. Ces produits augmentent la thermogenèse et donc la quantité de calories brûlées même au repos.

Vous êtes un irréductible du sucré. Les kilos s'accumulent au moindre écart

Ce qui cloche : Votre organisme supporte des pics d'insuline trop forts et trop fréquents à cause des entrées brutales de sucres dans le sang. Des cellules deviennent résistantes à l'insuline et le phénomène s'amplifie.

Ce qui marche : Le chrome. C'est un minéral rare dans notre alimentation. Il améliore la sensibilité des cellules à l'insuline. Selon les études, il ne fait pas maigrir mais peut empêcher l'apparition d'une résistance à l'insuline chez les gros consommateurs de sucre.
L'extrait de Garcinia cambogia (HCA). Il empêche l'organisme de transformer les sous-produits des glucides en graisses. Il augmente la production et le stockage de glycogène (source d'énergie rapidement utilisable). Il réduit aussi l'appétit. On peut l'associer à des suppléments de chrome.

Vous êtes un grand gourmand et adorez les sauces, crèmes et autres aliments à consommer normalement avec beaucoup, beaucoup de modération

Ce qui cloche : Une rééducation de votre régime alimentaire en cours mais pas terminée...

Ce qui marche : Le chitosan. Ce produit permet de piéger les graisses alimentaires au niveau de l'intestin et donc d'empêcher leur digestion.

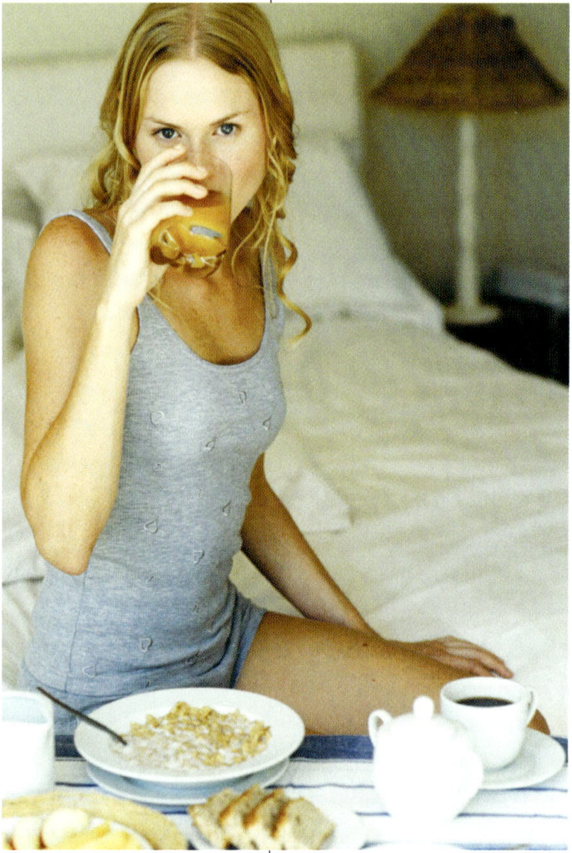

Vous faites très attention et vous vous affamez. Le problème c'est que vous n'arrivez pas à résister aux fringales

Ce qui cloche : Les régimes hypocaloriques entraînent des effondrements de la glycémie. Votre cerveau, brusquement en manque de glucose, envoie des messages de faim qui vous poussent à grignoter.

Ce qui marche : Déjà, arrêtez de vous affamer, cela ira mieux...

La carnitine. C'est une protéine qui stabilise le glucose sanguin. Cela permet d'éviter les coups de fatigue mentale et physique et de surmonter les fringales.

La phénylalanine. Cet acide aminé est utilisé par les neurones du cerveau pour fabriquer des neurotransmetteurs impliqués notamment dans le phénomène de satiété. Elle permet d'empêcher les fringales et de diminuer les prises alimentaires.

Vous avez plus de cinquante ans et vous grossissez

Ce qui cloche : Une diminution des hormones...

Ce qui marche : Des produits comme la glutamine qui vont stimuler l'hormone de croissance. Elle peut être utilisée seule ou associée à d'autres acides aminés qui vont eux aussi favoriser la production d'hormone de croissance. Parmi ceux-ci, on peut citer l'arginine, l'ornithine, la glycine et la lysine.

Vous avez perpétuellement faim et vous avez du mal à réfréner votre appétit lors d'un repas

Ce qui cloche : Vous avez du mal à reconnaître vos sensations réelles de faim ou de satiété. Votre organisme s'est habitué à beaucoup de nourriture au cours des repas.

Ce qui marche : Le principe du coupe-faim.
L'ispaghul : c'est une plante qui contient des mucilages (chaînes de sucres) capables en gonflant de gêner l'absorption des graisses et de donner une sensation de satiété. Le konjac : plante d'origine japonaise, elle se présente sous forme de tubercules. Ceux-ci sont broyés pour obtenir une poudre contenant 70 à 75 % de glucomannanes. Ces produits au nom barbare ont la capacité d'absorber jusqu'à 100 fois leur poids en eau. Quand on les avale avant un repas, ils gonflent et diminuent ainsi la sensation de faim.

La cellulite apparaît au moindre excès. Même en mincissant, elle est très difficile à faire disparaître

Ce qui cloche : Quand les cellules graisseuses grossissent, elles modifient la structure du tissu conjonctif qui les entoure et qui finit par se scléroser. D'où l'apparition de cellulite à la surface de la peau.

Ce qui marche : Les extraits de pépins de raisin.
Cette plante permet de renforcer la structure des fibres conjonctives et d'éviter leur sclérose. L'action sur la cellulite a été prouvée.

Vous avez de la graisse à revendre et vous voudriez bien qu'elle disparaisse. Vous êtes prêt à modifier votre régime alimentaire et à vous sortir de votre fauteuil

Ce qui cloche : Sans doute beaucoup de choses, mais vous devez maintenant le savoir...

Ce qui peut aider : Le CLA (acide linoléique conjugué). C'est un corps gras contenu dans les laitages entiers, la viande de bœuf et d'autres tissus animaux. Il aurait la particularité de transporter les graisses pour qu'elles soient brûlées comme source d'énergie. Peu d'études ont été menées jusqu'à maintenant et on ne connaît pas les effets à long terme. Alors patience, parce que cela pourrait être une solution efficace pour perdre de la graisse...

Quelques aide-minceur

CAFÉINE	
Comment ?	Augmente la combustion des graisses même au repos. Diurétique : augmente l'élimination urinaire.
Fiabilité	Bonne efficacité validée par des études. Recommandée en association avec l'éphédra et l'exercice physique.
Dosage	150 mg/j soit 1 tasse et demi de café filtre, 2 tasses et demi de thé. Dose mortelle : 100 tasses par jour.
Où ?	Pharmacie
Effets indésirables	Anxiété, nervosité, tremblements, insomnies, palpitations, diarrhée, brûlures d'estomac.
Contre-indications	Migraine, ulcère, troubles cardiaques, hypertension, cholestérol élevé, troubles de la prostate, syndrome prémenstruel, diabète, grossesse, allaitement.

GUARANA	
Comment ?	Très riche en caféine, il permet une combustion des graisses même au repos. Diurétique.
Fiabilité	Aucune étude. Peut permettre l'amaigrissement par sa teneur en caféine.
Dosage	500 mg/j
Où ?	Pharmacie
Effets indésirables	Anxiété, nervosité, tremblements, insomnies, palpitations, diarrhée, brûlures d'estomac.
Contre-indications	Migraine, ulcère, troubles cardiaques, hypertension, cholestérol élevé, troubles de la prostate, syndrome prémenstruel, diabète, grossesse, allaitement.

EXTRAIT DE THÉ VERT	
Comment ?	Riche en caféine : augmente la combustion des graisses même au repos. Riche en flavonoïdes : renforce l'effet de la caféine, diurétique.
Fiabilité	Bonne efficacité validée par des études cliniques.
Dosage	3-4 tasses par jour
Où ?	Pharmacie
Effets indésirables	Rares : anxiété, nervosité, insommnies, irritabilité.
Contre-indications	Aucune

CHROME

Comment ?	Minéral rare dans notre alimentation. Améliore la sensibilité des cellules à l'insuline et donc favorise le passage des glucides dans les cellules. Améliorerait la synthèse de sérotonine donc diminuerait le sensation de faim.
Fiabilité	Généralement ne fait pas maigrir. Utile pour les diabétiques et les gros consommateurs de sucres.
Dosage	100 à 200 mg , 2 à 3 fois par jour.
Où ?	Pharmacie
Effets indésirables	Aucun connu
Contre-indications	Aucune

EXTRAIT DE GARCINIA CAMBOGIA (HCA)

Comment ?	Empêche la transformation des sous-produits des glucides en graisses, augmente le stockage du glycogène. Réduit l'appétit.
Fiabilité	Efficacité prouvée par des études. Indiqué quand alimentation riche en sucres ou résistance à l'insuline.
Dosage	500 à 1000 mg d'extrait, 30 à 60 min avant chaque repas.
Où ?	Pharmacie
Effets indésirables	Troubles digestifs mineurs
Contre-indications	Grossesse ? allaitement.

CHITOSAN

Comment ?	Piège les molécules de graisses dans l'intestin.
Fiabilité	Bonne efficacité validée par les études.
Dosage	1500 à 3000 mg par jour, avec beaucoup d'eau avant un repas riche en graisses.
Où ?	Pharmacie
Effets indésirables	Selles graisseuses
Contre-indications	Régime pauvre en graisse

ISPAGHUL

Comment ?	En gonflant, ralentit l'absorption des aliments, diminue la sensation de faim et la consommation des graisses. Effet laxatif.
Fiabilité	Efficacité prouvée sur la diminution des prises alimentaires en complément d'un régime.
Dosage	20 à 40 g/j. Boire un grand verre d'eau.
Où ?	Pharmacie
Effets indésirables	Diarrhées, ballonnements.
Contre-indications	Maladies, intestinales inflammatoires, occlusion intestinale, douleur abdominale, grossesse, allaitement.

KONJAC	
Comment ?	Absorbe jusqu'à 100 fois son poids en eau : limite la sensation de faim, diminuerait l'absorption des graisses.
Fiabilité	Efficacité prouvée
Dosage	500 à 1000 mg par jour avant le repas avec un grand verre d'eau.
Ou ?	Pharmacie
Effets indésirables	Diarrhées, ballonnements
Contre-indications	Maladies intestinales inflammatoires, occlusion intestinale, douleur abdominale, grossesse, allaitement.

PÉPINS DE RAISIN	
Comment ?	Amélioration de la circulation veineuse et lymphatique souvent déficiente dans les cas de cellulite, facilite la perte de poids en favorisant l'élimination des déchets et des graisses.
Fiabilité	Efficacité prouvée par des études
Dosage	2 capsules de 400 mg, trois fois par jour.
Où ?	Pharmacie
Effets indésirables	Aucun connu
Contre-indications	Aucune

CLA	
Comment ?	Transport des graisses pour leur combustion et leur conversion en énergie.
Fiabilité	Potentiellement efficace mais des études restent à faire en complément.
Dosage	6 capsules de 600 mg le matin à jeun
Où ?	Pharmacie
Effets indésirables	Aucun connu
Contre-indications	Inconnues

CARNITINE	
Comment ?	Faciliteraient la combustion des graisses. Maintien de niveaux d'énergie élevés. Empêche les fringales dans les régimes longue durée.
Fiabilité	Pas d'effets sur le surpoids mais utile pendant un régime.
Où ?	Pharmacie
Effets indésirables	Inconnus
Contre-indications	Inconnues

LES ANABOLISANTS

Comment ?	Les anabolisants ont, entre autres actions, la faculté d'augmenter le taux d'hormone de croissance. L'hormone de croissance intervient notamment dans la croissance des tissus et donc dans la fabrication des muscles. Plus on a de muscles, plus les dépenses énergétiques sont importantes même au repos. L'hormone de croissance favorise aussi la combustion des graisses de réserve.
Les plus	Ces produits pourront être potentiellement des solutions efficaces si on les utilise en les associant entre eux.
Les moins	Les doses nécessaires sont généralement importantes voire inadaptées à notre organisme. La prise de ces aide-minceur doit impérativement s'accompagner d'un exercice quotidien assez intense.

ARGININE	
Fiabilité	Des études ont montré qu'il en faut des quantités très importantes. Il faut en plus une activité physique presque quotidienne.
Dosage	5 à 10 g/j en deux prises, une heure avant un exercice et une heure avant le coucher. Ne pas dépasser 10 g par jour.
Où ?	Pharmacie
Effets indésirables	Nausées, diarrhées
Contre-indications	Maladies du foie, des reins, schizophrénie, herpes, grossesse, allaitement.

GLUTAMINE	
Fiabilité	Efficacité prouvée à des dosages inférieurs aux autres anabolisants.
Dosage	2 g/j, à jeun, avant un exercice ou avant le coucher.
Où ?	Pharmacie
Effets indésirables	Aucun
Contre-indications	Grossesse, allaitement.

GLYCINE	
Fiabilité	Les études manquent pour prouver l'efficacité sur la perte de poids. Les quantités nécessaires sont très importantes.
Dosage	1 à 5 g/j, à jeun, avant un exercice ou avant le coucher.
Où ?	Pharmacie
Effets indésirables	Aucun
Contre-indications	Grossesse, allaitement.

LYSINE	
Fiabilité	Efficacité très variable en fonction de l'âge, quasi nulle chez les personnes plus âgées. Efficacité à prouver sur la minceur.
Dosage	1 à 1,2 g/j en 2 prises, une heure avant un exercice ou avant le coucher.
Où ?	Pharmacie
Effets indésirables	Diarrhées
Contre-indications	Grossesse, allaitement.

ORNITHINE	
Fiabilité	Pas d'efficacité prouvée sur la perte de graisse, mais effet anabolisant prouvé. Dosages très importants et activité physique associée indispensable
Dosage	2,5 à 5 g/j en 2 prises, une heure avant un exercice ou avant le coucher. Ne pas dépasser 10 g/j
Où ?	Pharmacie
Effets indésirables	Diarrhées
Contre-indications	Maladies du foie, des reins, schizophrénie, herpes, grossesse, allaitement.

BIBLIOGRAPHIE

Curtay J.-P., Souccar T. : *Le programme de longue vie*, éd. Seuil, Paris, 1999.

Fricker J. : *Le nouveau guide du bien maigrir*, éd. Odile Jacob, Paris, 1996.

Froguel P., Sérog P., Papillon P. : *La planète obèse*, NiL éditions, Paris, 1998.

Heller R. F., Heller R. F. : *Hydrates de carbone, le régime minceur*, éd. Michel Lafon, Paris, 2000.

Renaud S. : *Le régime santé*, éd. Odile Jacob, Paris, 1995.

Simopoulos A. P. : *The omega diet*, Harper Perennial, New York, 1999.

Souccar T. : *Vérités et mensonges des produits amincissants*, éd. Albin Michel, Paris, 1998.

Dans la collection "C'est naturel, c'est ma santé" :

- *Asthme sous contrôle*
- *Cuisson et santé*
- *Dites non au cholestérol*
- *Docteur, c'est la prostate ?*
- *Éliminez le sel, retrouvez la forme !*
- *Ginseng : mille ans de bienfaits*
- *H5N1 La grippe aviaire*
- *Je nourris mon enfant*
- *La diététique du diabète*
- *La nouvelle ménopause*
- *La nouvelle minceur*
- *La vérité sur les vaccins*
- *Le chocolat, du plaisir à la santé*
- *Le guide pratique des vitamines*
- *Le pouvoir des Oméga-3*
- *Le sommeil retrouvé*
- *Le syndrome XXL*
- *Les bobos de vos enfants*
- *Les bons sucres pour maigrir*
- *Les miracles du soja*
- *Le mal de dos, c'est fini*
- *Les nouvelles plantes qui soignent*
- *Les plantes du bonheur*
- *Les remèdes de la ruche*
- *Les secrets de santé des antioxydants*
- *Les secrets de santé du thé*
- *L'olivier, trésor de santé*
- *Maigrir après 40 ans*
- *Mémoire totale*
- *Millepertuis : antidépresseur naturel*
- *Plus jamais fatigué !*
- *Programme jambes légères*
- *Programme jeunesse*
- *Rhumatismes : votre ordonnance naturelle*
- *Stress contrôle*
- *Une grossesse heureuse*
- *Une peau zéro défaut*
- *Vaincre l'allergie*
- *Victoire sur l'arthrose*
- *Vivre avec un enfant hyperactif*
- *Votre santé par les huiles essentielles*
- *Votre santé par les plantes*

Pour être tenu informé régulièrement des nouvelles parutions d'Alpen Éditions, vous pouvez vous inscrire sur notre site internet : **www.alpen.mc**
ou adresser vos coordonnées et/ou votre adresse email à l'adresse suivante :
Alpen Éditions - 7, rue du Gabian - 98000 Monaco